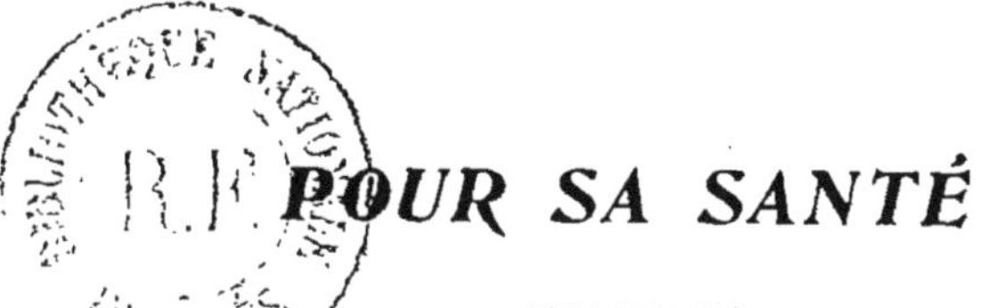

POUR SA SANTÉ

Ce qu'un Poilu doit savoir

Docteur Henri CHATINIÈRE
Aide-Major de 2e classe.

POUR SA SANTÉ

Ce qu'un Poilu doit savoir

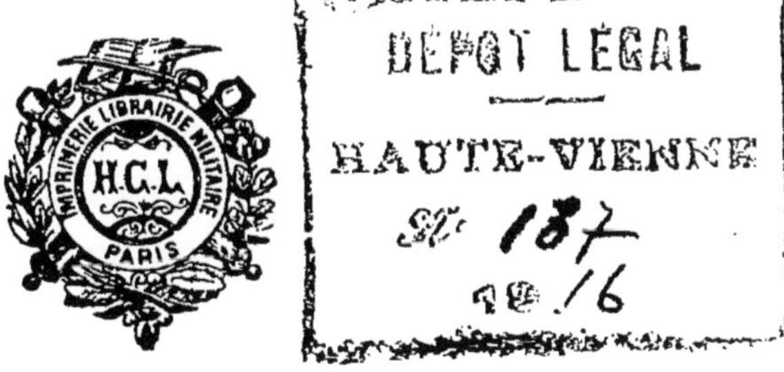

PARIS
Henri CHARLES-LAVAUZELLE
Éditeur militaire
124, Boulevard Saint-Germain, 124

MÊME MAISON A LIMOGES

1916

DÉDICACE

A mes chers Parents
A la mémoire de mon Frère André.

En écrivant les pages de cette Brochure,
Votre pensée à tous les trois m'a constamment
inspiré.

Ma vie a été et sera toujours dominée par
ce sentiment profond que l'intégrité du
Foyer, de la Famille est la première condition
du bonheur humain.

« Ce que le Poilu doit savoir » a été conçu avec
l'idée de voler à la Mort le plus d'existences
possible de Pères, de Fils, de Frères, de Fiancés...

Que de fois, en tenant la plume,
j'ai pensé à mon Cher Aîné qui n'est plus,
pleurant en communion avec Vous, mes Chers Parents !

Et c'est pourquoi j'inscris vos trois Noms
Chéris en tête de cette Brochure. Je la publie

Sous les auspices de la Famille.

PROGRAMME

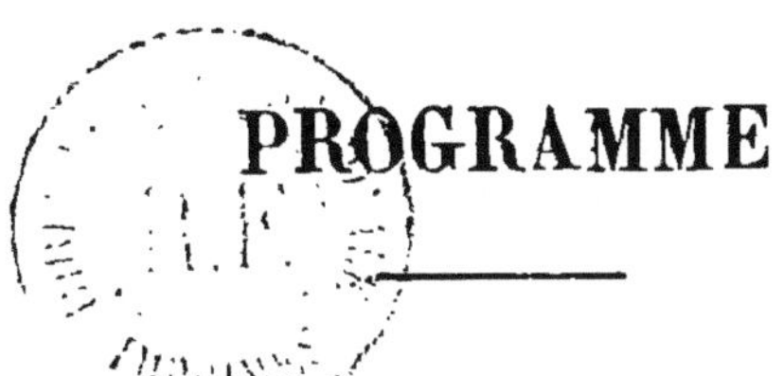

La maxime : « Connais-toi toi-même » ne date pas d'hier; et aujourd'hui comme hier cependant l'homme s'ignore; d'où mille occasions où le grotesque le dispute au tragique, et dont il faut se hâter de rire pour ne pas en pleurer.

Un exemple : de malade à médecin, que la scène se passe aux tranchées ou dans le cabinet somptueux du docteur à la mode, la plupart des dialogues s'apparentent au thème suivant : « Je ne sais pas ce que j'ai, Docteur... Ça m'a pris tout d'un coup... Mon sang n'a fait qu'un tour, il s'est changé en eau, et puis il s'est mélangé avec mes nerfs; mes nerfs se sont croisés sur l'estomac, et... voilà !... Depuis ce jour-là, c'est comme une araignée qui me ronge; à d'autres moments, on croirait que j'ai une pendule dans le ventre... »

Ce galimatias est un véritable défi à l'Anatomie, à la Physiologie, au Dictionnaire... Si paradoxal que cela puisse paraître, un enfant de six mois, avec ses seuls cris, différents suivant qu'il a peur, qu'il s'ennuie ou qu'il souffre, en dit plus qu'un adulte avec son bavardage prolixe et diffus. Heureusement le jugement et l'opinion du médecin se basent sur des signes palpables, objectifs, sur des constatations matérielles, positives, fournies par ses sens : vue, ouïe, toucher. Sans compter les simulations intéressées, les mensonges pieux, il lui faut se défier de faux témoignages involontaires, de réponses ambiguës ou erronées; il lui faut interpréter un langage absurde, vaincre des préjugés obstinés, dompter des entêtements illogiques, discuter des arguments enfantins, des objections ridicules. Tout le mal vient de l'ignorance pitoyable à laquelle l'enseignement scolaire, consacré par l'usage, condamne l'humanité, comme si c'était un péril social, un outrage à la pudeur, une immoralité de dévoiler les secrets de la nature humaine, d'enseigner l'homme à l'homme.

Le simple bon sens suffit, et rien ne sert d'être savant, pour reconnaître que les humains, même les plus civilisés, soldats ou non, se trouvent exactement dans la situation d'apprentis, auxquels un patron malavisé confierait une machine compliquée, avec charge de l'entretenir et de la faire travailler, sans se préoccuper le moins du monde d'enseigner à ces novices ignorants l'agencement des pièces essentielles, ni le fonctionnement des rouages à surveiller. Apprentis, patron, la machine surtout, risqueraient gros à une telle imprévoyance.

L'homme a entre les mains une admirable mécanique de précision, son corps. Il a intérêt, un intérêt vital, à conserver ce corps intact, et à utiliser ses forces physiques, intellectuelles et morales, de manière à obtenir le meilleur résultat possible, un profit proportionné à ses capacités et à ses efforts, pour lui-même, sa famille et la société, pour sa patrie.

Or, par une erreur, une omission paradoxales et surprenantes, tandis qu'un artilleur, un automobiliste, un électricien... sont astreints à suivre des cours spéciaux, avec sanctions d'examens, brevets, certificats, et doivent faire preuve de maîtrise professionnelle pour être agréés, *tous nous sommes censés porter en nous, à la naissance, la science infuse de la vie.* L'éducation de l'école, du collège, des lycées néglige totalement de nous enseigner les notions pratiques, cependant fondamentales pour l'homme, ouvrier dont le corps est l'outil au cours de l'existence. « Avoir fait ses humanités » sur les bancs de l'Université est une expression « trompe-l'œil », qui d'ailleurs ne trompe personne.

Tous nous sommes des manœuvres déshérités qui ignorons comment notre outil est constitué, comment nos organes fonctionnent, comment nous en pouvons tirer le meilleur parti; comment nous devons ménager leur usure, esquiver les accidents évitables, dépister les indices précurseurs de désordres graves, improviser en cas d'urgence certains remèdes de fortune inoffensifs, nous défier des préjugés néfastes; et surtout comment nous devons assister, sans contrarier son labeur, le spécialiste compétent en matière de réparations humaines, le médecin.

Du fait de cette ignorance, la moindre panne de notre mécanique nous affole; une alerte minime nous déconcerte, et trop souvent, pour un incident bénin, une gaffe irrémédiable compromet notre avenir.

Le temps de guerre, à première vue, semble mal choisi pour aborder un tel problème. Jamais pourtant les vies humaines n'ont acquis une si haute valeur; jamais les capacités, les énergies ne furent plus indispensables à conserver, à entretenir, à rehausser, à centupler. Les occasions d'usure, de destruction, de détérioration sont innombrables : il n'en est que plus nécessaire et plus urgent d'accroître les ressources individuelles, de faire valoir le capital de chacun en vue d'un bénéfice, d'un rendement maximum. Enfin, la santé est d'autant plus précieuse que tout malade risque de devenir un danger pour ses camarades en raison de la vie en commun. Il ne s'agit plus du simple intérêt personnel, mais de l'intérêt général, national; il s'agit du pays, de la France, de son existence et de son destin, de son avenir.

En quelques pages simples, pratiques, aisées à comprendre et à retenir, condenser un enseignement qui d'un novice, d'un ignorant fasse, non pas un savant, un magicien de l'existence, mais un ouvrier de vie avisé, sachant jouer de son corps harmonieusement, que les moindres accrocs ne prendront pas au dépourvu, inerte et passif; voilà le programme de cette brochure. Avoir une armée d'hommes capables de veiller à leur propre sauvegarde et de collaborer effectivement à la victoire définitive de la France; voilà l'idéal qui en a suggéré le plan.

N. B. — Le lecteur est prévenu que trois sortes de caractères typographiques ont été intentionnnellement employés pour l'impression. Un petit texte, assez fin, a été réservé aux notions théoriques, aux détails ou commentaires, facultatifs, c'est-à-dire susceptibles d'être jugés superflus, en réalité nécessaires à l'exécution intelligente des prescriptions ou mesures préventives : c'est un supplément pour les curiosités légitimes à encourager, un ragoût pour les gourmets. Un texte plus gros, aisément lisible, a été adopté pour les conseils pratiques, les paragraphes essentiels à ne pas omettre. L'italique, enfin, souligne les phrases en vedette, maximes ou préceptes à retenir, soit pour le fond, soit pour la forme.

Ce qu'un Poilu doit savoir

INTRODUCTION

I. — Considérations générales : constitution, tempérament, maladies, hygiène.

Le corps humain est une sorte d'usine où la division du travail est organisée : les attributions des divers appareils et organes y sont nettement définies, et leur collaboration harmonieuse est réglée par un contremaître responsable, le système nerveux, qui, outre un labeur spécialisé, a la haute main sur l'activité et les rapports des différents services, modérant celui-ci, accélérant celui-là, équilibrant la besogne.

L'individu humain ne vit pas en isolé. D'une part, il relève d'une famille, représentant un chaînon entre les aïeux et ses enfants, ses petits-neveux. D'autre part, étant un animal sociable, il ne peut subsister et manifester son activité que par des échanges avec le milieu où il évolue, avec les autres êtres vivant en contact ou en concurrence.

L'homme, sur sa *constitution*, résultant du croisement des lignées paternelle et maternelle, subit donc, au cours de sa vie, deux espèces d'influences : l'une, innée, imprégnation en partie définitive et décisive, le *tempérament*, qui date de la naissance; l'autre, extérieure, émanant de l'atmosphère ambiante, de sa flore et de sa faune, variant au jour le jour selon *les relations de l'individu avec son milieu*.

La *Maladie*, ou plutôt l'état de santé anormal, déséqui-libré, est déterminée par la lutte de ces deux influences inverses : les agents extérieurs ébranlent, le tempéra-ment s'efforce vers son centre de gravité; les uns atta-quent, l'autre se défend.

Le tempérament n'est, en somme, qu'une fiche d'iden-tité : le signalement de l'individu, de ses penchants, de ses qualités et de ses défauts, d'où se déduit sa capacité de résistance, son énergie à maintenir l'équilibre de santé. Il est la résultante des legs héréditaires, des tra-ditions ancestrales, innées, qui peuvent être accentuées ou atténuées, parfois même annulées par les habitudes personnelles, acquises ou imposées suivant les circons-tances de la vie.

C'est sur ce terrain variable que le monde extérieur livre ses assauts, sous quatre aspects différents : *agents mécaniques* (traumatismes, coups, chutes...); *agents phy-siques* (froid, chaleur, électricité...); *agents chimiques* (poisons...); *agents vivants* (parasites, microbes...); et l'of-fensive échoue ou réussit, suivant que l'organisme se rebelle et triomphe, ou s'avoue vaincu.

En état normal, le corps humain jouit de la faculté de s'adapter automatiquement aux variations du milieu am-biant, et de tendre spontanément à réparer, à guérir les désordres fonctionnels, les altérations partielles de ses organes constitutifs. Mais ce pouvoir d'adaptation, de cicatrisation est inégal selon les individus, et il a des limites. Parfois, l'effort nécessaire serait surhumain, dé-passe les capacités humaines, la lésion étant trop éten-due ou trop profonde; ou bien il serait disproportionné, absorberait des réserves d'énergie qu'il vaut mieux éco-nomiser. Dans certains cas, les réparations organiques spontanées étant automatiques, donc aveugles et « in-intelligentes », peuvent être maladroites en leurs consé-quences, faire la part du feu trop large; et la guérison se paye alors d'une infirmité définitive, si les forces natu-relles sont livrées à elles-mêmes : ainsi, une plaie mi-nime de l'œil, non traitée, guérirait par suppuration de l'organe, le malade demeurant borgne à jamais...

C'est en de telles circonstances que la Médecine et l'Hygiène ont la prétention d'intervenir utilement. Elles ne rêvent point de corriger la Nature, de lui en remontrer; mais, connaissant ses ressources, de les déclencher en temps opportun, de les mettre en jeu de façon à éviter des bévues trop coûteuses pour l'intéressé.

L'Hygiène ne prescrit nullement à ses adeptes de tâter leur pouls à chaque minute, de se gorger de médica-

ments. Elle vise uniquement à dépister dans les fonctions anormales les indices précurseurs des troubles, susceptibles de se perpétuer, de devenir définitifs, de créer des lésions; et elle s'efforce, en exploitant les procédés de défense naturels de l'organisme, de rétablir l'équilibre de santé.

II. — Anatomie et physiologie en deux pages.

Le corps humain est un organisme « en raison sociale » constitué par :

I. *Une charpente : le Squelette, os et cartilages*, dont les éléments sont unis par des *articulations*, que relient *ligaments* et *tendons*, mus par les *muscles*, élastiques et contractiles, charpente qui soutient et abrite les rouages délicats du mécanisme.

II. Un *service de ravitaillement*, qui se compose de deux groupes de services : 1° les *services de réception*; 2° le *service des transports*.

1° Les *services de réception*, au nombre de deux : *Appareil Digestif* et *Appareil Respiratoire*.

A) L'*Appareil Digestif* a une triple tâche : rendre assimilables, utilisables à la vie, les aliments bruts que l'homme, étant omnivore, emprunte aux trois règnes de la nature (animal, végétal, minéral), et les déverser dans les vaisseaux sanguins (*estomac, intestin*); annihiler les poisons ingérés par erreur et les déchets nuisibles (*foie*); enfin, débarrasser par évacuation les résidus indésirables (*anus*).

B) L'*Appareil Respiratoire* emmagasine l'oxygène de l'air (*poumons*) et le distribue aux *globules sanguins*, vrais colporteurs, qui le cèdent, suivant la loi de l'offre et de la demande, au passage dans les divers territoires du corps, où les matériaux, procurés par le tube digestif, réclament plus ou moins d'oxygène pour les combinaisons chimiques, productrices de l'énergie et de la chaleur vitales. En échange de l'oxygène, le sang s'imprègne d'acide carbonique, déchet qu'il ramène aux poumons pour l'exhaler, en venant y puiser une nouvelle provision de gaz utile.

2° Le *service des transports* réalise une irrigation et un drainage continus au moyen de deux appareils :

A) L'*Appareil Circulatoire*, système de canaux et canalicules (*artères, veines, capillaires, vaisseaux lymphatiques*) est disposé en un circuit refermé, où le courant, toujours de même sens, est contraint au même trajet circulaire, incessant, des quais de chargement aux escales de livraison.

L'impulsion du courant émane d'un moteur central puissant, le *cœur*, qui, par ses contractions, lance l'ondée dans les conduits ou vaisseaux, ramifiés en arborisations successives jusqu'à un réseau, dont les mailles s'infiltrent dans les moindres recoins de l'organisme.

Le véhicule intermédiaire est le cours du *sang*, fluide nourricier, agent des échanges, dont la nature et la composition sont appropriées aux procédés de ravitaillement : un liquide, où sont dissoutes les munitions provenant du tube digestif, munitions que le rivage, baigné par le flot, accapare, en même temps, qu'il y déverse ses ordures; et nageant dans le liquide, les *globules rouges* du sang, colporteurs de l'oxygène et de l'acide carbonique.

Un auxiliaire du sang, la *circulation lymphatique*, fonctionne comme un service policier, chargé d'expulser tout intrus à l'aide de ses escouades de gendarmes, les *globules blancs*; des réservoirs, les *ganglions lymphatiques*, jettent l'alarme et réagissent à la première alerte; ce sont « les glandes », en langage usuel.

B) L'*Appareil Urinaire*, annexe obligatoire, sorte d'égout épurateur, écluse le sang, le filtre (*reins*), et élimine les déchets qui, s'ils étaient retenus, encombreraient et encrasseraient le corps (*vessie, canal de l'urèthre*).

III. Le *service de la direction et du personnel,* le *Système Nerveux,* dont la bonne tenue garantit la valeur de la « raison sociale ». Il centralise la réception des impressions intérieures ou étrangères, émet les ordres, gouverne les gestes, les paroles, les décisions; comme une pile centrale, il commande à un réseau télégraphique, les *nerfs,* faisceaux de fils récepteurs, transmetteurs ou mixtes. La besogne s'y répartit entre :

1° Le *cerveau,* l'organe noble, aristocratique, qui enregistre les sensations, les compare aux empreintes antérieures, conservées par sa mémoire, et prescrit les répliques, dont la tendance habituelle constitue la physionomie, la conscience, le caractère individuels, bref la personnalité;

2° La *moelle épinière,* organe subalterne, qui réagit automatiquement aux impressions, sans intervention de la volonté, selon des habitudes fixes, constantes, invariables;

3° Les *organes des sens,* office de renseignements, annexes et émanations du système nerveux : *vision, audition, odorat, goût, toucher;* ce dernier sens représenté par des agents, les *papilles,* disséminés à la surface de la *peau,* c'est-à-dire de l'enveloppe, du revêtement extérieur du corps, qui joue un rôle protecteur important.

IV. Le *service de la reproduction : Organes Génitaux,* qui assure la continuité de l'espèce et de la race, léguant aux enfants et petits-enfants, par hérédité, le patrimoine des aïeux, physique, intellectuel et moral.

III. — Plan.

Cette description abrégée, ce croquis, ce schéma de la constitution du corps humain, de ses organes et de leur rôle, servirait tout naturellement de programme à une étude complète, détaillée, des fonctions de l'organisme et des exigences auxquelles un homme de bon sens est intéressé à se soumettre dans l'existence normale civilisée.

Mais cette Brochure est moins, et plus ambitieuse, à la fois. *Elle s'adresse au Poilu, c'est-à-dire à un homme qui ne doit jamais s'encombrer de bagages superflus, et qui mène provisoirement une vie anormale, exceptionnelle.* Conçu à ce point de vue spécial, son plan doit être limité. Un coup d'œil d'ensemble était nécessaire pour définir les rouages de la machine humaine, pour s'entendre sur le sens des mots. Il serait oiseux de procéder maintenant à une étude méthodique qui pourrait intéresser les habitants de l'arrière, mais non les sauvages modernes dans leurs cavernes et les tranchées : on ne parle pas cailles et perdreaux à un malade condamné au jeûne.

Ce Manuel doit être, avant tout, pratique; et c'est pourquoi le plan adopté s'inspire uniquement des conditions d'existence du Poilu, de ses soins, de ses dangers. Bousculant les classifications savantes, seront successivement passées en revue :

Dans le Chapitre Ier :

D'abord, la *Peau*, surface de revêtement du corps, donc spécialement exposée.

Puis la *Fonction locomotrice*, les jambes étant sa partie du corps qui travaille le plus chez le Poilu.

Ensuite, la *Fonction alimentaire*, dont nul ne songe à contester l'intérêt.

Quelques mots sur les *Fonctions respiratoire, circulatoire*, le *Système Nerveux* et les *Organes des sens* (œil, oreilles).

Enfin la *Fonction génitale*, qui n'est pas la moins essentielle, mais qui ne trouve que rarement l'occasion de s'exercer à la guerre, les occasions n'en étant d'ailleurs que plus dangereuses.

Le Chapitre II est consacré exclusivement aux *Maladies générales* (épidémies, contagions) et aux *Maladies vénériennes*, qui méritent l'honneur d'une étude à part.

Suivent une série de chapitres de menue pratique courante (voir table des matières) :

Chapitre III : *Accidents et petits soins d'urgence;*

Chapitre IV : *Préceptes généraux sur les blessés;*

Chapitre V : *Notice sur la pose des ventouses, le massage, la respiration artificielle*, talents qui peuvent permettre de sauver la vie à un camarade.

Pour terminer, deux chapitres (Chap. VI et VII) contenant quelques réflexions sur le *Caractère des Poilus*, leurs qualités et... leurs défauts, et les vertus qu'ils possèdent, mais dont ils ne se servent pas assez, blaguant, en vrais Français, toujours et avec tout...

Un Chapitre annexe, intitulé : « *le Nécessaire du Poilu* », contient, à titre d'indication, une liste des objets principaux, dont il est bon d'être muni au Front dans l'intérêt de sa santé.

CHAPITRE Ier.

LES FONCTIONS ESSENTIELLES.

1° FONCTION DE REVÊTEMENT : PEAU.

La Peau, revêtement extérieur du corps, joue un rôle des plus importants dans l'équilibre de santé, car de son ressort relèvent deux fonctions essentielles : *elle transpire*, c'est-à-dire rejette, sue ou évapore, suivant la température ambiante, un liquide presque identique à l'urine, solution de déchets qui encrasseraient le sang; et *elle respire*, c'est-à-dire absorbe de l'oxygène, et occasionnellement certaines autres substances. En somme, la peau est une soupape de sûreté qui collabore avec les reins et avec les poumons, et constitue un appareil de secours, une équipe de renfort en cas de surmenage, de surcroît imprévu : elle garantit l'épuration de l'organisme et la rénovation des humeurs.

Fonctions de la peau.

Ces fonctions exigent une active et abondante circulation du sang; les mêmes convois, qui expurgent les résidus indésirables, assurent au retour le ravitaillement en oxygène par un circuit incessant. Ce développement du réseau sanguin, sorte de radiateur que parcourt un liquide chargé de calorique, a l'avantage de maintenir la chaleur animale constante, en dépit de la déperdition par la surface du corps, variable avec les sautes thermométriques. Un jeu de bascule automatique régit l'allure du courant sanguin, et, par suite, la température intérieure, grâce au tact, à la sensibilité exquise de la peau; il permet au régulateur, le Système Nerveux, de percevoir les moindres modulations extérieures, et de transmettre télégraphiquement l'ordre d'accélération ou de ralentissement qui opère une correction compensatrice.

Le transit à travers la peau est assuré par une infinité d'orifices, de pertuis, les *pores*. Ce va-et-vient, la nature des substances exportées ou importées exposent à deux écueils :

1° L'irritabilité de la peau, due tantôt aux impuretés évacuées, tantôt aux souillures extérieures, entretenue et exagérée en certaines régions par des frottements mécaniques (selle dans le sport de l'équitation; modes d'habillement, faux cols, cravates...). C'est ainsi que d'identiques éruptions, telle l'urticaire, peuvent être dues aussi bien à l'ingestion d'aliments (poissons pas frais, conserves, fraises...) qu'à l'application externe locale de feuilles d'ortie;

2° L'obstruction des pertuis ou pores, soit par les excrétions, soit par la crasse ou la graisse même qui enduit le tégument, occlusion qui entrave l'épuration du sang comme son oxygénation, accroît l'irritabilité cutanée, et peut avoir des conséquences beaucoup plus graves, telles que menaces d'empoisonnement ou d'asphyxie.

Ces notions élémentaires sont surtout intéressantes à cause des déductions pratiques qu'elles comportent.

Préjugés.

Elles font table rase de quelques préjugés populaires. Les éruptions diverses (eczéma, furoncles, gourme...) ne seront plus appréciées comme « du mauvais sang qui sort », des efflorescences purificatrices qu'il convient d'entretenir; elles trahissent bien l'issue d'impuretés, d'âcretés qui baignent l'épiderme, et le font bourgeonner, mais cette floraison ne correspond point à une élimination suffisante pour expurger les humeurs de l'organisme, et surtout elle ne tarit pas la source malsaine, ne supprime pas la cause qui seule importe en l'espèce.

Autre enseignement : sachant la perméabilité des pores cutanés nécessaire à leurs fonctions, le bon sens démontre que les applications, vantées par les commères, de suif, de chandelle, beurre, et même de pommades, ne doivent être faites qu'à bon escient et peuvent être gravement nuisibles, car les corps gras mastiquent hermétiquement la peau enduite. Quant aux sentences arriérées, proclamant la crasse sur la tête, les poux dans les cheveux « signe et garantie de santé », en style troupier : « ce sont des excuses pour les pouilleux !... »

Toilette générale.

La *toilette de la peau* est, pour le soldat en campagne, une cérémonie obligatoire qui mériterait d'être une pratique religieuse : le Prophète fut bien inspiré de l'imposer comme telle aux Mahométans. La propreté corporelle doit être non un jeu, une aventure d'un jour, mais une habitude, un instinct, une préoccupation persévérante, presque une manie de tous les instants. A l'honneur du Poilu, il faut reconnaître qu'il barbote volontiers, se paye une pleine eau, s'il cantonne près d'une rivière, et les torses nus s'étalent alors sans vergogne, même l'hiver; mais si la source, le puits, la pompe sont distants, le troupier devient paresseux.

A fréquenter les tranchées et leurs habitants, le médecin apprend par expérience qu'à peine arrivés dans un secteur, certains hommes sont de suite sales, barbouillés, tandis que d'autres se maintiennent propres pendant toute la durée du séjour. Certes, il y a des peaux décourageantes, qui s'encrassent comme à plaisir, et les pires besognes, les corvées salissantes, de charbon et autres, vont souvent aux mêmes gars, qui ont leurs raisons d'en être amateurs. Ceux-là ont des excuses... Mais tel qui ne rechigne pas à arpenter 5 kilomètres pour rapporter quelques bidons de « pinard », se fera tirer l'oreille devant 300 mètres pour quérir un seau d'eau. Comme, d'autre part, ce sont généralement les troupiers les plus coquets, les mieux astiqués qui fournissent les gradés dans les compagnies, il semble bien qu'une bonne tenue soit l'apanage des meilleurs soldats et une garantie de la valeur morale des hommes. Autant de raisons pour conclure que, chez les Poilus malpropres, il y a une bonne dose de paresse.

En campagne, pour se laver, rien ne vaut la douche; et l'appareil de douche portatif, dans tous les bataillons, devrait fonctionner partout où l'eau est à portée. A son défaut, on s'ingénie : un seau à confiture, une gamelle, un bouteillon ou son couvercle, tout est bon dans les tranchées; car, pour la cuvette et le pot-à-eau, on n'y peut guère compter. De l'eau et du savon de Marseille, il n'en faut pas plus. Si pourtant; une serviette, un linge pour s'essuyer, et c'est souvent un accessoire qui fait défaut, lorsqu'on en est réduit aux barbelés pour étendre sa lessive; mais, en pareil cas, les chefs avisent d'ordinaire. — Après le nettoyage, une bonne friction pour activer la circulation, l'eau de Cologne constituant un luxe profitable; et l'homme est d'attaque.

Un conseil d'ami : en arrivant au cantonnement, on se réjouit parfois dé découvrir une cuvette qui vous rappelle les commodités de la civilisation; mais à qui et à quoi a-t-elle servi ? On doute, on hésite, et on s'abstient. Pour se donner toute sécurité, quelques gouttes d'alcool ou d'eau de Cologne suffisent, avec une allumette : un flambage, et tout ennui est conjuré.

Toilettes locales.

Certaines régions du corps réclament des soins spéciaux :

Mains.

C'est pitié de voir avec quelles pattes sordides le troupier, dépourvu d'assiette et de fourchette, manie son pain, y calant du pouce un morceau de viande ou de fromage, qu'il débite du même coutelas employé à maints usages suspects, portant à sa bouche pain et rata entre deux doigts maculés; et, quand on sait de quels stigmates en virgules sont émaillés les murs des W. C. populaires, décor auquel les feuillées de la tranchée ne se prêtent point, on pressent qu'il n'y a pas que de la terre à leurs phalanges ! ! !

Soldat, songes-y, tes mains charrient les germes de maladies que ta bouche avale sans répugnance, faute d'un instinct tutélaire. Que ton bon sens y supplée et t'élève au-dessus de l'animal; sois dégoûté, et lave-toi les mains souvent, toujours avant de manger, même s'il en coûte à ta « flemme » : tu éviteras maintes diarrhées tenaces, des maux d'estomac et plus d'une fièvre typhoïde.

Pieds.

Les *pieds* sont, pour le fantassin, un outil indispensable. Tant valent les jambes, tant vaut le soldat, et les bons pieds font les étapes plus brèves : sans jouer sur les mots, dans l'infanterie les hommes ont le cœur aux jambes, et plus d'un héros, martyr de ses pieds, fait pitié à voir déchaussé.

Des revues de pieds à chaque relève, dans les

cantonnements, une surveillance périodique nominale évitent pas mal d'éclopés; mais il est inouï que les troupiers s'obstinent à voir dans ces mesures de prévoyance à leur profit des corvées dont ils cherchent à se dispenser. Ils préfèrent dissimuler leurs bobos, escomptant, s'ils s'enveniment, au moins une cure d'infirmerie. Ils sont moins endurants et moins fiers quand la douleur les lancine grièvement, ou que surviennent des complications (ganglions dans l'aine, etc...). *Voir à : Fonction locomotrice, les Blessures des pieds.*

Ongles.

Les *ongles* des mains gagnent à être tenus courts pour ne pas « porter le deuil », ne pas colporter, avec les saletés inévitables, des germes de maladies. Aux pieds, ils doivent être coupés carré, ne pas être taillés en biseau dans les coins, ce qui favorise la production d'ongles incarnés.

Cheveux.

Les *cheveux* doivent être tondus ras, par mesure de propreté, et la *barbe* également, d'autant plus que cela facilite l'adaptation hermétique du masque contre les gaz.

Plis Articulaires (aisselles, etc...)

Dans les *régions des plis articulaires (aisselle, aine...)*, surtout l'été, certains tempéraments sont sujets à des transpirations abondantes; avec la macération et la moiteur constantes, le frottement peau contre peau provoque des éruptions gênantes et même des ulcérations par grattage. Les soins préventifs sont simples : une propreté rigoureuse; lavages à l'eau additionnée, si possible, d'eau de Cologne ou d'alcool; sécher très soigneusement et poudrer avec du talc. Ne jamais employer l'amidon, car les poudres végétales fermentent et deviennent irritantes; il faut s'en tenir aux substances minérales inertes, talc, bismuth, oxyde de zinc...

Fesses.

Les *fesses* des cavaliers sont l'équivalent des pieds du fantassin : « le cavalier est un cul-de-jatte qui marche sur son derrière ». Aussi les débutants paient-ils souvent un tribut à la selle sous forme de furoncles rebelles, d'éruptions variées gênantes ou martyrisantes; et le talent de se préserver ou de se guérir préoccupe même les vieilles culottes de peau, les durs à cuire, parfois blessés à la suite de longues randonnées. En pareille matière, il est donc logique de tenir compte de l'expérience des gens de métier.

La tradition vante les effets salutaires des applications de graisse. Or, en bonne hygiène, toute substance encrassant la peau gêne ses fonctions, et doit être répudiée comme nuisible. Ces deux affirmations ne sont contradictoires qu'en apparence; et la Méthode qui les concilie, pratiquement efficace, a pour caractéristique, pour originalité : la nécessité d'une distinction absolue, d'une différence tranchée, d'une opposition complète entre la toilette, avant de monter, et la toilette après. Tout est là.

Avant de se mettre en selle, quel que soit l'état local, les fesses intactes ou simplement irritées, légèrement entamées, déjà écorchées ou croûteuses, il est indiqué de s'enduire d'une couche protectrice, et les onctions de suif, de chandelle, réunissent incontestablement tous les suffrages. La vaseline elle-même, moins adhérente, est réputée inférieure, moins palliative.

Mais, *après*, au contraire; aussitôt le pied à terre, il faut procéder sans retard à un savonnage et lavage soigneux à l'eau alcoolisée, débarrassant la peau des déchets, des croûtes, des moindres vestiges de corps gras; en un mot, nettoyer tous les résidus superficiels qui obstrueraient les pores, et qui, macérant avec la moiteur, l'humidité des cuisses, gagnées au contact du cheval, provoqueraient une inflammation cutanée plus ou moins vive. La toilette attentive, sérieuse, sera suivie d'un séchage rigoureux, puis de saupoudrage au talc; et la même cérémonie sera répétée matin et soir jusqu'à la prochaine séance d'équitation, nécessitant de nouveau onction préalable, lavage ultérieur.

Bien entendu, quelle que soit la substance employée, elle gagne à être le plus propre possible, à n'être point souillée. Trop souvent le troupier possède un seul vieux ragoton de chandelle, informe et immonde, qui traîne dans un tiroir, une poche, ou dans le fond d'un sac, et qui sert à tous les usages indifféremment : tour à tour pour les souliers, pour les pieds, pour les fesses. Ses doigts étalent le même suif sur le cuir des godillots ou sur son corps, sans qu'il songe à se laver : « On est si sale ! Un peu plus, un peu moins !... » Cette insouciance est une grave faute.

Sous ces réserves, l'onction semble vraiment tutélaire. Les ressauts, le frottement réalisent une sorte de massage, de pétrissage des tissus, qui, imprégnés et assouplis, glissent sur la selle, au lieu de s'y contusionner. Si bien que les écorchures ne s'enveniment pas, ne saignent même généralement pas, que les croûtes se ramollissent et se détachent, sans être brutalement arrachées. Bref, la séance, au lieu de nuire à la cicatrisation, l'accélère plutôt : sans doute l'échauffement, l'élévation de température locale ne sont pas étrangers à l'absence de contamination des plaies de la région, et l'activité de la circulation contribue à la défense contre les germes.

Mais une fois descendu de cheval, il ne faut point retarder le lavage qui doit être immédiat et méthodique, condition absolue du succès de la recette.

Habillement.

Le froid est une cause de dépérissement, d'usure malsaine : maxime à retenir; et, pour s'en défendre, les vêtements trop ajustés, les équipements trop sanglés ne valent rien. En toute saison, l'ampleur du costume, qui laisse circuler une couche d'air autour du corps, est autrement avantageuse. Les bretelles doivent être préférées, pour soutenir le pantalon, à la ceinture qui gêne les fonctions de l'estomac et de l'intestin.

Le linge de corps doit être entretenu, lavé ou renouvelé : le linge sale tient moins chaud.

La ceinture de flanelle, protégeant le ventre contre les variations de température, est presque réglementaire dans l'armée, et incontestablement efficace. Quant au gilet de flanelle, vanté par les mères de famille, il est facultatif; en tout cas, malgré les dictons, il ne constitue nullement un esclavage pour ses adeptes, et on peut y renoncer sans danger, à condition bien entendu d'être couvert suffisamment. On tend à le remplacer par certains tissus bourrus, poilus, qui paraissent plus sains, étant moins spongieux, et qui, grattant un peu la peau, en activent la circulation. En pareille matière, les habitudes doivent être respectées, mais il faut se garder d'idées préconçues absolues, tyranniques.

Contre le froid, un moyen de fortune économique et bienfaisant : plusieurs feuilles de journaux superposées, fixées contre la chemise par des épingles de sûreté, conservent admirablement le calorique.

Vermine.

La *Vermine* martyrise l'homme par les démangeaisons, lui vaut des nuits d'insomnie qui le privent de ses moyens, et l'expose aux maladies transmissibles par les insectes. Trois ennemis menacent le Poilu : le « pou de tête » et le morpion bien connus, et le « pou du corps », surnommé « toto », le plus redoutable.

Or, il est impossible d'évacuer les victimes des « totos », et les postes de secours sont démunis des ressources nécessaires à leur destruction. Il faut donc attendre patiemment l'occasion de profiter des installations officielles, qui blanchissent les Poilus par séries, à jours fixes. Cependant, avec un peu d'initiative, il est possible de se tirer d'affaire.

Le procédé le plus pratique, économique et sûr, est l'onction d'huile camphrée, qui suffit à occire les parasites sur le corps. Pour anéantir les œufs, complément nécessaire de la cure, le repassage au fer chaud du linge et des vêtements supplée parfaitement l'étuve.

Accessoirement quelques formules boches (les Boches doivent s'y connaître !) sont à noter : pour désinfecter la paille et les vêtements, aspersion d'acide phénique, dilué à la dose de 1 pour 20 parties d'eau; pour se préserver de la contamination ou se débarrasser de l'invasion, frotter le corps et les vêtements avec un crayon antimigraine; enfin, autre préservatif, saupoudrer les habits de naphtaline, finement porphyrisée avec 2 p. 100 de formol.

L'odeur du salicylate de méthyle, en badigeonnages locaux, parfum tenace, serait également un procédé de choix pour mettre en fuite les divers insectes. De même les sachets de camphre en poudre.

Gale.

Il n'est peut-être pas inutile de dire ici un mot de la *Gale*, qu'un préjugé inexplicable tend à considérer comme une maladie déshonorante. Toute démangeaison nocturne, se localisant en particulier vers le bas-ventre et entre les doigts de la main, est une indication à consulter le médecin sans attendre. La guérison n'en sera que plus prompte; mais un galeux ne doit nullement être mis en quarantaine, la contagion ne s'effectuant guère que la nuit.

2° FONCTION LOCOMOTRICE : LES MARCHES, BLESSURES DES PIEDS, VARICES, PIED PLAT, ETC.

Marches et Haltes.

Les *Marches*, la mobilité des troupes, la présence inattendue sur un point de certaines unités, leur disparition de la zone où l'ennemi comptait les rencontrer, le déploiement soudain de formations imprévues, constituent un élément essentiel de la tactique, des manœuvres d'armées; l'habileté du commandement, qui sait dérober ses intentions, les déguiser, abuser l'adversaire, déjouer ses plans ou ses ruses, fait les grands généraux, et souvent décide le sort d'une bataille, assure la victoire. Des exemples récents l'ont encore démontré.

Certes, la lutte actuelle, de terriers à terriers, semble révolutionner l'art militaire; mais les innovations modernes ne simplifient en rien le service : la tâche est seulement plus rude pour les troupiers, plus ardue pour les chefs; ni les tranchées ni les automobiles, pas plus que le chemin de fer, n'ont supprimé les marches. Il y a encore des déplacements, des étapes à fournir; et les relèves de nuit, par la pluie, la glace ou la neige, sont pénibles et accidentées à travers les fondrières des marmites, sur des pistes enlisantes; enfin, la guerre, dite de mouvement, aura sans doute son heure, à l'improviste, et, dans son propre intérêt, chacun doit se tenir « en forme, fin prêt ».

Or, maintenir sa « forme », même pour un marcheur, mieux encore, en acquérir pour les ronds-de-cuir et autres pédestrians improvisés, n'est point une tâche aisée à concilier avec la vie stagnante, souterraine, essentiellement défavorable à l'entraînement, condition expresse de la « forme », c'est-à-dire de la résistance à la fatigue. Nos officiers s'en rendent compte, et leur amour-propre est soumis à de rudes épreuves : que deviennent les défilés impeccables avec les enchevêtrements des boyaux, les dissociations obligatoires des compagnies et des sections, quand, sous l'arrosage des mitrailleuses déclenchées au crépuscule, sous un bombardement déchaîné par la vigilance des guetteurs, il faut opérer une relève? Les chefs voient avec impuissance et regret ce désordre excusable, fauteur de mauvaises habitudes; ce n'est pas hantise d'une vaine esthétique, démon de routine vieillotte, ni passion pour le pas cadencé; non. la fanfreluche est le cadet de leurs soucis; mais ils savent par expérience que la discipline exacte, le coude à coude, la préoccupation de l'alignement, le soin de l'allure, l'émulation entre escouades, le coup d'œil, un geste, la voix du lieutenant ou du capitaine comptant « une, deux » soutiennent le moral des hommes, les retrempent, inspirent une confiance réciproque, bandent les mollets, font battre tous les cœurs selon un même rythme harmonieux, un ensemble renforcé...

Les lambins attardés, les traînards, une fois lâché le contact de la colonne, devenus des isolés, traînent cent fois plus lamentablement la patte. Et cela est si vrai qu'ils s'attendent, se rejoignent, se groupent, et, dès qu'ils sont plusieurs, ils sont moins éperdus, ils se rassurent, ils se sentent mieux, ils boitent moins bas. Aussi, quand le peloton de queue passe sur la route, distancé de plus en plus par le gros de la troupe dont la tache décroît à l'horizon, il faut qu'un pauvre bougre, affalé dans le fossé, soit vraiment dénué de tout ressort pour ne pas hisser son sac sur l'épaule et suivre clopin-clopant; en argot parisien, ce peloton, c'est « le balai », qui remorque le lot des éclopés égrenés. C'est encore un groupe, qui ramasse tout, qui ne fait plus de vitesse, mais où le plus valide mène le lot, en tête, la bande s'égaillant derrière en triangle comme certains vols d'oiseaux. Les hommes cheminent courbés, l'esprit tendu, l'œil fixé sur leurs godillots; ils choisissent l'emplacement où poser le pied; ils évitent les ornières, les cailloux, et cette attention, l'effort de leur volonté qui raidit leurs muscles décuplent leur fatigue.

Le troupier a besoin de réfléchir à ces vérités, d'en peser la justesse et l'intérêt, d'apprécier la force, la plusvalue d'énergie qui émanent pour lui de ses camarades, et de se convaincre qu'en échange il concourt, pour sa part, à l'entrain des autres. Il comprendra mieux ainsi les liens qui l'unissent à ses copains comme à ses chefs immédiats, et la nécessité de certaines obligations qui lui sont imposées, auxquelles il se soustrait parfois, rechignant bien à tort, boudant contre son avantage. Dès l'arrivée au cantonnement de repos, où les séjours sont forcément brefs, il s'ingénie à « couper » aux marches d'entraînement, modiques pourtant, et toujours graduées. C'est une grave faute, une erreur : corvées sur le moment, elles lui seraient salutaires, ses muscles s'accoutumant à un service automatique, réflexe, instinctif, qui réduit l'effort et la lassitude au minimum. Dans les exercices variés de chaque jour, il approche, en outre, ses supérieurs, et ceux-ci apprennent à le connaître, lui et les autres; ils étudient les capacités, les aptitudes, la spécialité, et aussi les faiblesses de chacun, pour le plus grand profit de l'escouade, de la section, de la compagnie.

Malgré tout, en dépit des meilleures volontés, l'entraînement reste incomplet, imparfait, car le service en campagne n'est pas une école, la guerre n'est pas un sport, et les exigences des coups de chien suppriment souvent jusqu'à l'ébauche d'une culture rationnelle. Il faut s'en passer. Il importe, d'autant plus, de connaître et d'observer les préceptes accessoires qui économisent les ressources d'énergie de l'homme, qui augmentent sa résistance.

Avant les Marches.

Avant les Marches, bien entendu, le fourniment est en ordre, prêt de la veille à être chargé.

Le départ s'effectuant de nuit ou au petit jour, un quart de jus chaud, s'il se peut, est excellent, additionné d'un... quelque chose, qui varie de la tranche de jambon aux rondelles de saucisson, de la viande froide au morceau de gruyère sur un quignon de pain: en somme un acompte, substantiel sans surcharger l'estomac. Surtout pas d'excès de liquide.

N. B. — Ne jamais s'embarquer sans biscuit, c'est-à-dire sans un en-cas, quelques provisions, lors même que cela paraît superflu. La musette pèse un peu plus, mais, à l'arrivée, les prévoyants font plus d'une fois la nique aux ventre-creux affamés, tout prêts à jouer les parasites, si quelque anicroche retarde le ravitaillement.

Pendant les Marches.

Pendant les Marches, se défier surtout des lampées d'alcool, qui coupent les jambes et congestionnent la tête, prédisposant aux insolations, et aussi des boissons glacées, traîtresses en été.

La mécanique humaine qui travaille réclame des munitions : quand on avale des kilomètres, les muscles consomment et consument; il faut des vivres. On ne saurait, à cet égard, tracer un programme absolu, sans risquer de l'enfreindre, et on ne peut que s'accommoder aux circonstances; toutefois, deux principes logiques doivent être respectés :

1° *Ne pas multiplier à l'extrême les casse-croûtes : il est excessif, à chaque halte horaire, de faire une collation.* L'intervalle est trop court pour que les digestions, successivement entamées, s'achèvent avant que survienne une nouvelle fournée alimentaire, plus ou moins inopportune. Il vaut mieux, d'autre part, ne pas attendre la « grande halte » qui inciterait à une voracité hâtive, à une réfection copieuse et précipitée, pour repartir les jambes molles, le ventre pesant. Il semble donc judicieux de laisser à l'estomac environ deux heures de répit, et de ne manger qu'à une halte sur deux.

2° *L'association des liquides aux aliments solides n'étant pas propice à la digestion* (voir : Fonction alimentaire), *les boissons seront réservées de préférence pour les haltes intermédiaires aux repas.* Le breuvage étant ainsi plus vite absorbé, l'homme n'est pas alourdi, et son allure s'en ressent, plus aisée, le pas relevé, les poumons libres.

Aux Haltes, pour se délasser, le sol est l'unique lit de repos, les quelques pierres, bornes ou troncs d'arbre à portée étant rapidement accaparés; la terre humide constitue un siège peu confortable, encore moins hygiénique, et il est bon de s'ingénier pour en éviter le contact malsain; son propre sac sert de pliant habituel au Poilu. En tout cas, jamais, au grand jamais, on ne doit s'al-

longer à plat ventre sur l'herbe où tremblote la
rosée.

Après les Marches.

Après les Marches, le cas diffère suivant que
l'étape aboutit à l'occupation d'un secteur, en première ligne ou dans les bois, ou bien à un cantonnement de détente.

Dans la zone du Front, à peine arrivés, les
hommes sont les esclaves du devoir militaire; les
postes ne peuvent rester vacants. Guetteurs,
observateurs, sentinelles sont aussitôt répartis; à
d'autres, reviennent les corvées de bois, de soupe,
de matériaux, etc.., ou bien c'est l'installation à
aménager, un abri à organiser, à consolider. Les
maximes du code d'hygiène sont reléguées à l'ar-
rière-plan devant les consignes impérieuses et
l'urgence de parer aux premiers besoins. Les
chemises collantes de sueur, les vêtements trem-
pés de pluie, les troupiers vont et viennent, ou
demeurent immobiles, héroïques, transformés en
séchoirs vivants. A ces heures critiques, la division du travail sauve tout; la solidarité s'exerce
instinctivement, avec le charme de la camaraderie. Heureuses alors les escouades dotées d'un
« cuistot » débrouillard ! En un tour de main, le
feu a été allumé, et chacun n'a qu'à puiser dans
le bouteillon son quart de « jus » chaud ou de thé
bouillant. Les copains de garde ne sont pas
oubliés; la tournée est vite faite : c'est une occasion de repérer les boyaux, et d'être renseigné
sur les bons coins, les emplacements « où l'on
est vu de chez les Boches ». Le « porteur de jus »
est toujours bien accueilli, toujours fêté. Malgré
la fatigue, pour ne pas s'engourdir en hiver, pour
ne pas se refroidir, s'ils sont en sueur, les guet-

teurs, les sentinelles doivent faire les cent pas, ou battre la semelle, se donner du mouvement, s'assouplir les articulations; car les jambes surtout se raidissent, crispées de fourmis par l'immobilité.

Au cantonnement de repos pour tous, et, bien entendu, aux tranchées également, pour les privilégiés, l'hygiène reprend ses droits. Le plus urgent, dès l'arrivée, est de dépouiller le linge et les effets, mouillés par la pluie ou la transpiration, de les étendre afin qu'ils sèchent, et, pour qui possède des exemplaires de rechange, de les endosser sans retard. Les prévoyants commencent même par se déchausser : ils enlèvent leurs chaussettes humides, pour ne pas laisser macérer et attendrir la peau, et ils enfilent une autre paire, bien sèche, ou, à défaut, s'entourent les pieds de bandelettes de linge, en vieille toile, à la rigueur de bandes de papier, découpées dans un journal; enfin les mieux montés arborent leurs chaussures de repos, et bourrent de journaux leurs godillots boueux, suspendus par les lacets. Inutile de répéter que le programme doit être complété par une toilette générale, un bain de pieds, s'il se peut. Les bains-douches sont, d'ailleurs, généralement prescrits au premier jour par les commandants de compagnie.

En première ligne comme à l'arrière, si les circonstances le permettent, c'est alors le moment de s'étendre, de se reposer. En campagne, il faut savoir être opportuniste, et ne pas hésiter à prendre les acomptes possibles, car rien ne garantit le loisir de la minute à venir. Si l'extinction des feux a sonné, ne pas s'éterniser en bavardages ou veillées tardives, imposer silence aux causeurs : se coucher et dormir. Une alerte peut toujours survenir, exercice ou réalité, qui abrégera le sommeil, et le plus sage est de s'assurer une avance, à titre de provision. « Qui dort dîne », affirme la Sagesse des Nations; il est plus véridique de dire : « Qui est las a soupé ». La grande fatigue coupe l'appétit. C'est un danger contre lequel il convient de réagir. Certes le lit apaise les courbatures, mais le lit des Poilus manque de matelas douillets, et d'ailleurs ne répare vraiment les forces que si on ravitaille l'organisme en même temps : faute de combustible, le corps s'use, maigrit et se délabre.

Lendemain des Marches.

Au lendemain des Marches, les pieds sensibles devraient, d'eux-mêmes, se rendre à l'infirmerie et réclamer le coup d'œil du major, qui prescrit le badigeonnage approprié. Si des ampoules sont survenues, la visite s'impose davantage encore : mieux vaut qu'un infirmier vous accommode proprement ce bobo avec les outils convenables, que de soigner, trois jours plus tard, le simple bobo déjà compliqué. Gardez-vous, sur vos pieds malpropres, de percer vous-même une cloche avec des ciseaux, ou un canif douteux, ou de vider l'eau, en passant une aiguille et un fil plus que suspects, tous procédés peu satisfaisants, voire dangereux...

Blessures des pieds.

Les *lésions habituelles* rentrent toutes dans une des quatre catégories suivantes : *cors ou durillons, écorchures* surtout du talon, *ongle incarné, transpiration abondante, parfois fétide*, qui relèvent, sinon des mêmes traitements, au moins des mêmes mesures préventives.

La première mesure de garantie, par ordre logique et chronologique, le port de chaussures « vraiment chaussantes », et ne blessant pas, concerne le Service de l'Habillement, qui ne peut fournir à chacun sa juste pointure. Certes, les débrouillards trouvent toujours moyen d'être bien équipés, mais il y a le lot des sacrifiés, qui héritent des laissés-pour-compte; avec un peu d'entente et de surveillance, médecins de bataillon et commandants de compagnie, également intéressés à ne pas traîner une bande d'empotés en queue de colonne, obtiendraient une meilleure répartition des brodequins. Les hommes sont, d'ailleurs, souvent les premiers fautifs; d'une incurie décourageante au moment des distributions, ils viennent geindre et déblatérer le lendemain, un peu tard... Les souliers trop justes sont les pires, et il n'est pas mauvais de les choisir assez spacieux, de façon que les orteils y puissent jouer librement; pianoter dans ses bottes est, en cas de refroidissement, le meilleur des remèdes. Pour la longueur, 2 centimètres de plus que le pied est une bonne moyenne; pour la largeur, l'essentiel est que les doigts ne subissent ni déviation ni chevauchement.

La deuxième mesure préventive ressort et dépend des bonnes volontés individuelles : c'est la simple propreté, bains et savonnages fréquents, chaussettes lessivées ou renouvelées, jointe à l'entretien du cuir des souliers. Mieux vaut ne pas porter de chaussettes que les porter sales. Se défier des laines et cotons de couleurs, les teintures irritant la peau et déteignant parfois, si bien que la nuance grise est de beaucoup la plus recommandable. L'impossibilité prolongée, et à maintes reprises, de se déchausser est un supplice commun à tous les Poilus des tranchées; l'humidité constante qui imprègne les godillots favorise les macérations malsaines, attendrit la peau, la rend plus aisément vulnérable; et, d'autre part, le cuir racorni en séchant imprudemment devant le feu provoque des déformations anguleuses de l'empeigne et de la semelle. Le troupier doit donc soigner ses chaussures : savoir les graisser à point pour en maintenir la souplesse (la vaseline, qui ne rancit pas, est préférable à la graisse ou au suif dont la putréfaction envenime les excoriations); en matelasser l'intérieur de journaux bien tassés, avant de les faire sécher, et profiter de toutes occasions pour se donner de l'air. Une simple et banale semelle de paille, avec un jeu de rechange, permettant de laver et savonner la paire sale et de ne la remettre qu'une fois séchée, est une excellente protection contre l'humidité; il paraît même avantageux d'envelopper la semelle d'une ou plusieurs feuilles de papier de journal. — Voilà, pour les colis familiaux, un détail pratique à retenir, un envoi qui serait plus utile certes que toutes les superfluités dont on les encombre.

Une troisième catégorie de moyens préservatifs doit être réservée aux pieds sensibles, susceptibles ou suspects, habituellement victimes, les uns de l'hiver, les autres de l'été. *A tous les cas conviennent indifféremment et peuvent être appliqués délibérément, toujours avec profit : les bains de solution de permanganate de potasse à 1 p. 1.000; les semelles de papier buvard imprégnées de cette même solution; les saupoudrages de poudre de talc dans les chaussettes.* Deux autres procédés très efficaces, badigeonnages avec la solution saturée d'acide picrique et avec une solution de formol. plus ou moins concentrée, ont chacun leurs indications particulières, que le médecin seul a qualité pour apprécier.

Varices.

Très fréquentes aussi sont les *varices*, et non moins les *pieds plats*, à tous les degrés, souvent associés chez les mêmes hommes, traînards des étapes; compatibles d'ailleurs avec un service actif, à certaines conditions, si bien que les officiers prennent parfois pour des tire-au-flanc des infortunés, victimes d'infirmités réelles. « Un tel? il va quand même !... », objectent-ils au major. En effet; mais entre « marcher quand même » et marcher, il y a un monde. A la vérité, la plupart de ces troupiers, nullement débiles d'ailleurs, pourraient être autrement ingambes et s'épargner des fatigues, des malaises, des douleurs même, s'ils savaient se procurer le bénéfice d'une série de ressources qu'ils ignorent ou qu'ils dédaignent à tort.

Les bas à varices, les bandes de Velpeau ou autres, sont connus de tous; mais, faute de bien appliquer celles-ci, ou de porter ceux-là spécialement faits sur ses mesures, plus d'un variqueux y renonce, les accusant d'accroître ses souffrances ou de ne pas les soulager; on oublie trop que le remède ne suffit pas : il faut encore qu'il soit bon, et correctement employé. Les **bas** surtout, prestement enfilés, rendent plus de services que les bandes, qui ont l'inconvénient de s'user rapidement et qui exigent beaucoup de temps et de patience pour être bien adaptées, imbriquées avec le soin voulu. Les uns et les autres — détail essentiel, parfois négligé — doivent partir de la base des orteils, et non de la cheville, sous peine de déterminer des enflures incommodantes, une gêne de la circulation du sang, comme le font les jarretelles, les jarretières, véritable *corset de la jambe*, qui doivent être rigoureusement interdites aux variqueux.

Pied plat.

Trop ignorées sont les semelles de liège pour *pied plat*, bombées, surélevées au niveau du cou-de-pied, soutenant la voûte plantaire affaissée. Elles mériteraient pourtant l'estime du fantassin, car, à bon marché, instantanément, elles guérissent le martyre qu'inflige cette infirmité, et améliorent l'état variqueux qui en est la conséquence habituelle. Avec une plaque de liège, un couteau et une lime, dont on peut, à la rigueur, se passer, on fabrique soi-même sa semelle.

Gelures.

A propos des *gelures*, qui sévirent cruellement l'hiver dernier, le port des bandes molletières a été discuté : l'important est de savoir les enrouler méthodiquement, de façon à éviter un serrage, une constriction, un étranglement soit à la cheville, soit au genou, ce qui entrave la circulation des membres inférieurs.

Pour le bon état des jambes, les Poilus, sentinelles, observateurs en particulier, sont intéressés à savoir que le piétinement, la station debout, immobile, surtout sur un sol humide, sont plus nuisibles que la marche. Contre le froid qui vous pénètre, vous engourdit d'une vague somnolence, rien ne vaut le mouvement : faire les cent pas, s'il se peut, ou battre la semelle. Compter sur une ration d'alcool est périlleux, car il prédispose aux congestions. Les grands feux eux-mêmes sont traîtres, et, à part la protection de vêtements chauds, épais, une séance de gymnastique suédoise, des exercices musculaires d'assouplissement ragaillardissent mieux un homme que le brasier le plus ardent.

En cas de rougeur menaçante, violacée, d'engelure imminente, surtout si la teinte de la peau devient pâle, livide, rien n'est pire que de se chauffer devant un poêle. Au contraire, une friction douce, prolongée, même avec de la neige, suivie d'un essuyage prudent et d'un enveloppement de lainages épais, constitue une excellente précaution.

Hernies.

Quant aux *hernieux*, beaucoup sont coupables qui, volontairement, par calcul, ont laissé leur bandage chez eux; ils en sont les premiers punis : il ne faut pas toujours compter sur l'Etat, et l'exploiter. « Aide-toi; le Ciel et l'Etat t'aideront. »

A propos des hernies, une observation s'impose : un bandage ne saurait se passer de son sous-cuisse, accessoire trop souvent perdu ou jugé superflu par l'intéressé; seul le sous-cuisse assure la contention et la position fixe de la pelote.

3° FONCTION ALIMENTAIRE.

Cuisine et Menus.

Le soldat français « rouspète » par principe au sujet de la nourriture, toujours et quand même; il connaît cette tradition, mieux que la théorie. Il gagnerait fort pourtant à ne pas récriminer à tort et à travers; mais, parmi les mauvaises têtes, meneurs sournois, et les fortes têtes, frondeurs sceptiques, il y a toujours quelques braillards pour faire marcher les naïfs. Le troupier devrait savoir pourtant qu'au régiment toute réclamation justifiée, avec preuve à l'appui, présentée en termes convenables, sera écoutée du chef autorisé, transmise hiérarchiquement, et obtiendra satisfaction. Il est vrai que, si on ne pouvait pas « gueuler » un peu, ce ne serait plus drôle!...

Les petits mensonges, les misérables complots, qui ne profitent à personne, ne sont pas de saison au cours de la guerre : les Poilus ont une dose de bon sens suffisante pour ne pas s'obstiner à des gamineries d'écoliers. Tandis que, chez les Boches, les individus ne comptent pas, sont menés par leurs sous-officiers comme un troupeau de brutes, encadrées de chiens prêts à leur mordre les mollets, chez nous, un homme est un Homme; les simples soldats comptent, sont tous considérés, et chacun est estimé suivant ses œuvres. Nos troupiers connaissent assez la discipline boche pour comparer et apprécier l'attitude de leurs chefs qui les guident en camarades plus experts et plus instruits, accessibles et familiers.

Dans maints régiments, commandants et capitaines ont assumé, de leur propre initiative, les tracas de l'institution de Coopératives, dont les bénéfices sont consacrés, d'une part, à améliorer l'ordinaire, d'autre part, à fournir aux déshérités quelque argent de poche; elles évitent l'exploitation éhontée par les mercantis, voisins du Front, qui s'enrichissaient de la guerre aux dépens des combattants. Les fondateurs savaient d'avance qu'ils se préparaient une corvée, un labeur forcément ingrat, en raison des difficultés d'approvisionnement, de la cherté des vivres; ils s'attendaient aux récriminations; et, de fait, les critiques ne manquent pas : de pauvres sots même ne craignent pas d'accuser les organisateurs d'emplir leurs poches pour faire bombance!!! Tout cela, les officiers l'avaient prévu, et, s'ils n'ont pas reculé, c'est qu'ils n'ont pas voulu faillir à leur conception du devoir, soucieux avant tout d'augmenter, dans la mesure possible, le bien-être de leurs hommes, récompensés et fiers si leur bataillon est réputé « le plus chic ». Avec de tels chefs, les médisants, les mauvaises langues devraient être lynchés par leurs camarades, car ces gros malins qui ne croient pas au bien, qui cherchent le mal partout, risquent de décourager les meilleures volontés, et ils sont gens à ronchonner ensuite, grommelant qu' « on ne s'occupe pas d'eux ».

Les difficultés matérielles du ravitaillement en première ligne sont une des graves complications du séjour aux tranchées, tant pour le transport des vivres que pour leur distribution, qui s'opèrent le plus souvent à la nuit ou au demi-jour; les Poilus ne l'ignorent pas. N'importe; on les entend se plaindre d'être mal servis quand les os, la graisse, les tendons leur échoient; ils maugréent volontiers contre les cuistots peu complaisants, ou trop pressés de filer au moindre obus, de peur d'être repérés. *Ils feraient donc sagement, eux, les convives, principaux intéressés, de réfléchir un peu à leur part de responsabilité, et de mieux seconder la besogne malaisée du camarade qui manie la louche,* obligé de se débattre, assiégé par les fricoteurs, les crampons bavards, les « gueulards » pressés, les retardataires, les empotés qui se trompent. En patientant quelques minutes, les marmites étant rarement vidées à sec, les escouades, moins bien partagées, compléteraient aisément leur ration avec le rabiot, une fois la répartition terminée.

La quantité de nourriture est d'ailleurs généralement si bien suffisante que, dans les feuillées et à l'entour, à distance, sont jetées, gaspillées des miches entières de pain, des écuelles de riz, de nouilles, de haricots... Le soldat, par ce gâchage, se fait plus de tort qu'il ne croit : il en paraît moins intéressant. *En tout cas, par mesure d'hygiène, les déchets d'aliments, les restes devraient tous être jetés dans une même fosse spéciale, et réduits en cendres ou anéantis sur place, au lieu d'être éparpillés aux quatre vents, d'empester l'atmosphère et d'attirer les mouches.*

La qualité de la nourriture prête davantage à la critique, ne serait-ce que par sa monotonie insipide, presque inévitable, le bœuf quotidien « alternant avec la vache », disent les sceptiques. L'officier d'approvisionnement n'en peut mais, le service de l'intendance étant son fournisseur.

Cependant, il n'est pas douteux que l'Ordinaire est infiniment supérieur et plus varié, si les compagnies touchent leurs aliments en nature et font la popote par escouades. La pierre d'achoppement est donc la Cuisine Roulante, qui a constitué pourtant un notable progrès, mais qui ne permet qu'un choix de recettes très limité; elle n'entre d'ailleurs en action qu'en cas de force majeure. Et encore l'inégalité des préparations culinaires obtenues avec cet appareil, suivant les jours, démontre qu'une amélioration intéressante peut être réalisée, et assurer, sinon des mets savoureux, du moins une alimentation régulière suffisante.

Cuisines Roulantes.

Les reproches dont certaines *Cuisines Roulantes* sont passibles doivent être exposés franchement; car les hommes ont de sérieuses et profitables leçons à en tirer.

1° La propreté des cuisiniers laisse grandement à désirer, et leur éducation à cet égard est nulle. Ils sont sales et ont les mains sales; ils manient les vivres avec la plus entière incurie, les laissant traîner à terre ou sur des sacs immondes; l'épluchage des légumes, comme le débit de la viande, sont un spectacle peu engageant; les ustensiles, couteaux, cuillers, louches sont mal nettoyés, et les marmites sont déplorablement entretenues, très exceptionnellement récurées. Heureusement, les mets sont cuits, ce qui atténue le danger des souillures. Mais on ne saurait s'étonner : des odeurs de graillon qui infectent soupes et ragoûts, des fermentations productrices d'une écume effervescente au sein des marais de lentilles. des parfums inédits tels que le pétrole assaisonnant plusieurs repas successifs...

2° Les soupes doivent être des soupes; et malgré l'explication téméraire d'un cuisinier qui, ne pouvant extraire de sa marmite le moindre légume, prétendait que les cahots du voyage dissolvent pommes de terre, carottes, navets..., l'eau de vaisselle, excessivement liquide, à peine trouble, qu'agitait sa louche, n'avait jamais contenu les rations réglementaires, proportionnées au nombre des troupiers à servir.

3° Des associations hétéroclites de légumes, combinaisons de lentilles, pommes de terre, carottes, navets, choux, recette parfois hebdomadaire, ne peuvent aboutir, sous le rapport de la cuisson, qu'à un total insuccès, et l'avantage de cette bizarre salade russe ne saute vraiment pas aux yeux.

4° La préparation des pâtes, macaroni, nouilles, comme du riz, mets extrêmement nutritifs qui mériteraient d'être le régal des hommes, est trop négligée; le goût de suif, de graillon, au moins superflu, nuit forcément à l'agrément de leur consommation et contribue à en dégoûter les plus affamés. Les haricots, les lentilles, très nourrissants aussi et simples à accommoder, devraient plus fréquemment constituer le plat du jour.

Le libre choix des menus n'existe pas pour le soldat : impossible de suivre un régime. Toutefois, les suppléments offrent une certaine latitude : « la Copé », les cyclistes, les permissionnaires, les envois aux Poilus sont les fournisseurs habituels, plus ou moins experts en ravitaillement. Il n'est donc guère possible de conseiller tels aliments de façon formelle; il est plus utile d'indiquer ceux dont il importe de se défier, plus pratique d'établir une liste de proscription.

Colis familiaux.

Cette question du choix des aliments nous amène à glisser ici un paragraphe sur les *colis familiaux*, généralement garnis de victuailles : leur composition est souvent inénarrable, un vrai poème ! et il est désolant de penser que les sommes gâchées en marchandises avariées, inutilisables, représentent parfois de lourdes privations pour d'humbles expéditeurs. Voici entre autres un exemple authentique des associations imprévues qui s'y rencontrent : dans une paire de chaussettes, une saucisse sèche, du chocolat, du beurre, un fromage avancé, quelques gâteaux secs; un pot de confitures dans une boîte en carton, une provision de tabac à priser et des cigares; sans compter, bien entendu, deux fioles sournoises, l'une d'alcool de menthe, l'autre d'eau-de-vie de marc; ces divers articles puérilement emballés dans un léger sac de vieille toile à matelas, grossièrement cousu, de telle façon que du paquet ouvert se dégage une puanteur inquiétante, et s'extrait, avec un cliquetis de verre cassé, une bouillie bizarre, innommable, adhérente aux chaussettes... ! le tout n'est bon qu'à engraisser le fumier. Qui pis est, il n'est pas rare, en pareil cas, de voir le Poilu destinataire consacrer des heures à trier patiemment dans cette mélasse quelques bribes plus ou moins ragoûtantes, et, au risque de se rendre malade, les déguster avec délices : « Ça vient du patelin ! de la maison !... » — Avis aux familles.

Aliments.

Et maintenant une brève Notice sur certains aliments :

Les *crudités* (salades, fruits...), d'ailleurs trop défraîchies en général, sont dangereuses en raison de leurs multiples souillures, que la cuisson ne corrigera pas : polluées par les insectes, les excréments de mouches, de rats et autres animaux, par le sol sur lequel elles traînent, par l'eau et les linges suspects qui sont censés les nettoyer, par les mains qui les manient. Et c'est grand dommage d'y renoncer, car la nourriture exclusive de viandes et de conserves est échauffante. Les ingrédients divers d'assaisonnement (huile, vinaigre, poivre...) étant d'autre part assez difficiles à se procurer, les fruits offrent une série d'avantages, une réelle supériorité sur les salades : ils fournissent l'appoint rafraîchissant désirable, utile et sain; mais il faut veiller à leur maturité, les peler soigneusement, et ne jamais les laisser à l'air entamés, par crainte des contaminations extérieures. Les bananes, qui voyagent assez bien, ont une valeur nutritive qui les met hors de pair.

Les *conserves* doivent demeurer une ressource d'exception : leur prix élevé, leur qualité actuelle médiocre, la possibilité d'additions chimiques industrielles ou d'altérations toxiques, qui exposent à des troubles digestifs, dictent cette réserve. Le « singe » lui-même est réputé laxatif, et sa consommation, on le sait, est réservée aux cas de force majeure.

Les *viandes*, distribuées par le Service de l'Intendance, sont de premier choix : congelées, frigorifiées ou fraîches, toutes, elles sont sévèrement contrôlées et représentent une nourriture saine, irréprochable. Le Poilu ne se plaint guère d'ailleurs que d'être parfois réduit à la portion congrue. Normalement calculée pour l'entretien de la santé et de la vigueur, la ration en est cependant très suffisante, l'homme n'étant pas un carnivore exclusif. Le seul reproche indéniable est inhérent à une fourniture quotidienne pour 2 millions de convives : la monotonie est un vice quasi-incurable, qui n'excuse pas certains gaspillages déplorables. L'État qui paye « la douloureuse » n'est que le mandataire, l'intendant de la Nation, et « le quart d'heure de Rabelais » sonnera en définitive pour nous tous, les Français : la casse, les extras, les prodigalités grossiront la note à solder. Le Poilu ferait bien d'y songer : il chipoterait et gâcherait peut être moins.

Les *poissons salés, marinés, harengs saurs...,* n'ont pas toujours la fraîcheur voulue et incitent à la soif. Les *épices*, en général, (poivre, moutarde, cornichons) ont l'agrément de relever la fadeur du bœuf sempiternel, mais irritent le tube digestif : pour les bons estomacs, pas d'abus; pour les délicats, s'abstenir.

La *charcuterie*, boudins, saucisses..., ne provoque pas chez nous les accidents graves, même mortels, communs chez les Boches, très amateurs de ces victuailles et volontiers goinfres : en vérifier la fraîcheur, et ne pas en abuser.

Les *pâtes* (*macaroni, nouilles*), le *riz* sont mets excellemment nutritifs et très sains, que le Poilu n'apprécie pas à leur valeur; de même les haricots, lentilles, pois.

Les *confitures et mets sucrés* sont un accessoire hygiénique, ressource précieuse en hiver.

Le *beurre*, les *fromages* et *tous laitages* ont l'inconvénient de constituer des foyers de fermentations, toujours prêts à tourner en putréfactions traîtresses pour l'intestin. Le gruyère, très nourrissant, qui se défend mieux que les camembert, roquefort..., mérite une place à part, infiniment supérieur en tout cas au faux camembert dont le marché militaire est inondé, à des prix éhontés, défiant toute concurrence !

Les *restes de la veille*, conservés à découvert, grignotés par souris et rats, tarés de chiures de mouches, doivent être tenus pour très dangereux, et ne jamais être consommés sans être recuits.

Conclusion : le Poilu devrait limiter son ravitaillement personnel, ses suppléments à : fruits, gruyère, jambon et saucisson, sucre, chocolat, confitures; beurre très frais, à l'occasion.

Boissons.

Partout et toujours les liquides de boisson, consommés en nature, représentent une cause importante de maladies, et la fièvre typhoïde, dans une bonne moitié des cas, ne reconnaît pas d'autre origine.

Eau.

En Campagne, comme au temps de paix, en voyage, où la provenance de l'eau et sa récolte sont fréquemment suspectes, le danger est d'autant plus grand qu'*il faut se défier des apparences, car l'eau la plus limpide, la plus claire peut contenir des germes dangereux.* En premier lieu, les sources où puise le Poilu, puits, citernes, réservoirs divers.... courent de nombreux risques d'être contaminées dans les conditions de vie anormales de la guerre (infiltrations de fumiers, de matières fécales, de mares stagnantes et croupissantes). D'autre part, la malpropreté des récipients, seaux de toile, bidons jamais rincés, tonneaux de provenance inconnue, dénote de la part des troupiers une affectation d'incurie coupable, qui s'aggrave des souillures subies en cours de route, les premières lignes étant souvent distantes de 2 kilomètres et plus du lieu de ravitaillement; et, dans les boyaux étroits, aux éboulements incessants, les hommes de corvée, qui se croisent, affichant le dédain des précautions les plus élémentaires.

L'eau potable, la plus garantie, devient ainsi suspecte; et il est nécessaire de la corriger, soit par l'addition de pincées de permanganate de potasse, soit par une ébullition suffisant à atténuer les germes nuisibles. En somme, pour le soldat, aucune boisson n'est plus sûre que le thé ou le café, à condition que « le jus » soit vraiment fait à l'eau bouillante et consommé sans retard, avant un de ces mille accidents, réparés tant bien que mal, au grand dam des derniers servis. Malgré tout, les caporaux d'ordinaire pourraient traiter avec moins de mépris le mélange de café sucré destiné aux distributions : sac de réserve et rations traînent et bâillent çà et là, baignant dans la boue et les immondices.

Vin.

Le *vin*, boisson hygiénique à la dose réglementaire, est peut-être parcimonieusement mesuré au combattant, qui se méfie instinctivement de l'eau et traite de tisanes toutes les boissons aqueuses; mais il sait si bien se débrouiller sous le rapport du « pinard » qu'il paraît superflu de s'inquiéter à ce sujet. *La ration journalière d'un litre est, pour un homme, la dose qu'en aucun cas, sous aucun prétexte, il n'est sage de dépasser.* Les Coopératives permettent même trop aisément aux assoiffés de tourner les consignes et d'oublier toute mesure: il le faut bien, puisque, sur le Front, on est obligé à sévir contre des Poilus convaincus d'ivresse. Plus d'un, d'ailleurs, paye cher sa débauche, et tel gradé a été cassé ou a comparu en conseil de guerre pour faute commise en état d'ébriété; tel autre est mort d'une imprudence d'ivrogne, et tel a été enterré dans une sape où il cuvait « incognito » son vin.

Les punitions ne sauraient être trop sévères en l'espèce, car le soldat, solidaire de ses camarades, n'est pas un isolé : une sentinelle somnolente, engourdie, peut laisser surprendre et massacrer un régiment. En outre, l'endurance de la vie en Campagne, spécialement au cours de la guerre actuelle, longue, implacable, exige des tempéraments à l'épreuve, des gars robustes, sains, sans tares. *Tout buveur résiste mal aux fatigues du Front*, et par buveurs il ne faut pas entendre seulement les alcooliques ou les ivrognes. Parmi les évacués malades, la proportion est forte des joyeux drilles, « humeurs de piot » qui par-ci par-là « lèvent le coude »; et les maladies sont plus graves, chez ces hommes peu sobres, les complications plus fréquentes; la guérison même des blessures est incomparablement plus lente, plus aléatoire. Enfin, des habitudes d'intempérance le corps n'est pas seul à se ressentir : l'intelligence, la mémoire en sont affaiblies; et, au champ d'honneur, chacun sait combien l'initiative, l'esprit de décision alerte, la volonté, l'énergie assurent une réelle supériorité. Ce n'est le moment pour personne de gâcher ses ressources et ses forces.

Alcool.

L'*alcool*, a-t-on dit, eau-de-vie, cognac, marc, « gnolle », etc., est un aliment... Certes oui, mais il y a des aliments sains, et d'autres néfastes : un gigot, un poulet faisandés, un œuf couvé sont aussi des aliments, et pourtant n'ont guère d'amateurs, car on les tient pour malfaisants. Or, justement l'alcool est d'autant plus dangereux qu'il prête à une confusion par ses effets apparents. Il provoque d'emblée un élan artificiel, un sursaut d'énergie plein de promesses; mais c'est une flambée passagère, car à la surexcitation succède rapidement une dépression compensatrice par épuisement : d'autant plus accentuée que la secousse a été plus vive, elle va jusqu'à terrasser l'homme comme une brute qui cuve son poison. Pour se maintenir en forme, il faut recourir à des doses nouvelles, successives; il faut même forcer la ration, le système nerveux s'accoutumant à la drogue, et renâclant, blasé, surmené; d'où l'abus inévitable, qui mène l'alcoolique à la folie furieuse, au « delirium tremens ». *L'alcool n'est pas un tonique bienfaisant, un fortifiant; c'est un excitant trompeur, un coup de fouet, un feu de paille : il rend l'homme esclave, car il stérilise l'énergie spontanée, incapable à la longue de se déclencher sans son coup de pouce habituel.* Quand on doppe un coursier, un champion, on escompte d'avance la minute exacte de l'effort et sa durée brève, car, en un match tant soit peu prolongé ou retardé, le ténor s'effondrerait de démon prestigieux en une loque lamentable. Vouloir puiser de la résistance dans l'alcool est une absurde hérésie; espérer en extraire de la vaillance, est un risque aventureux aux mécomptes funestes.

Pour le troupier, l'unique ressource qu'offrent les boissons alcoolisées est la stimulation brutale du grog chaud, du thé au rhum, du vin chaud, à dose modérée, après une étape sous une averse glaciale, après des heures de garde en sentinelle par les nuits froides et humides : c'est alors un remède, à l'égal du café chaud. A titre de gourmandise, pour encourager ou récompenser un héroïsme, c'est déjà une erreur, car, pour tremper des courages, pour forger des gaillards résolus, mieux valent un bon sommeil et une bonne nourriture.

Bière.

La *bière*, boisson hygiénique à dose tempérante, variable suivant son degré alcoolique, offre surtout l'inconvénient d'être malaisée à se procurer pour le Poilu, sans le concours de ses chefs; néanmoins, dans bien des unités, elle est de consommation courante, économique et très appréciée, car sur une bonne partie du Front on en fabrique d'excellente.

Lait.

Le *lait*, à moins de circonstances exceptionnelles, doit être tenu pour suspect, et mieux vaut s'en abstenir. Les Infirmeries et Ambulances sont obli-

gées de recourir au lait concentré, lait de conserve,
un pis aller.

Préceptes pratiques.

*Préceptes pratiques touchant la fonction alimen-
taire.* — Trois recommandations, banales en soi,
mais essentielles, car : « *tel estomac, tel intestin;
telle santé, tel courage* ».

Mastication.

1° La *mastication* doit être soigneuse et lente
pour broyer et imprégner de salive les aliments,
même réduits en purées : les digestions pesantes,
difficiles n'ont souvent pas d'autre cause que l'es-
camotage de la nourriture entre des dents trop
inoffensives, rares et gâtées. Le bon sens prescrit
donc, pour conserver une mâchoire saine, de ne
pas négliger la toilette de la bouche : il suffit de
brosser et savonner les gencives chaque jour,
mieux encore après les repas; le savon de Marseille, aisé à se procurer, est parfait pour cet
usage. Ces soins sont particulièrement indispensables pour les porteurs d'appareils.

Le développement croissant des services dentai-
res à l'Armée permet aux Poilus la visite buccale
périodique d'entretien, qui dépiste à temps les ca-
ries, à temps pour permettre le plombage, la con-
servation d'un outil et d'un ornement dans la bouche, avant la fluxion ou l'abcès, après lesquels,
surtout avec la vie en Campagne, l'extraction s'impose en général, laissant un vide, première étape
vers le râtelier. Il est plus facile de prévenir le
mal que de le guérir : aussi convient-il de savoir
reconnaître, dans les névralgies faciales et certains
maux de tête, l'avertissement d'une tare dentaire

parfois minime; au lieu de se gorger de cachets quelconques, c'est le moment opportun pour consulter.

Moment de boire.

2° Le *moment de boire*. — C'est un préjugé qu' « il ne faut pas bâtir à sec ». Un excès de liquide, mêlé aux aliments, dilue les sucs digestifs, affaiblit leur activité et produit somnolence, lourdeur et distension de l'estomac. Boire peu au cours du repas est donc une habitude logique, rationnelle; et on peut, sans inconvénient, compléter la ration deux heures après avoir mangé. Un litre à un litre et demi de liquide par jour est une dose moyenne qu'il ne faut pas dépasser.

Intestin.

3° *Surveillance de l'intestin*. — L'installation des feuillées en plein air, mal tenues (les chats recouvrent leurs excréments de terre mieux que l'homme), est peu favorable à de commodes évacuations, et les séances sont trop souvent écourtées ou incomplètes. Les garde-robes normales doivent être quotidiennes, suffisantes de quantité, non restreintes à l'issue d'un trop plein, satisfaisantes de consistance, et sans excessive fétidité. Se rappeler que toute irrégularité, au début, peut être victorieusement combattue par de simples modifications alimentaires, que le médecin indiquera toujours volontiers, et en tenir compte dans la mesure possible.

Les *hémorroïdes*, généralement liées à la constipation, provoquent toute une gamme d'afflictions, depuis d'intolérables démangeaisons jusqu'à un véritable martyre, quand elles saignent par inter-

valles. Les quatre commandements de l'hémorroï-
daire ne sont pas toujours aisés à observer scru-
puleusement aux tranchées :

1° Eviter la constipation par une nourriture ra-
fraîchissante, fruits, légumes...;

2° S'ingénier pour opérer en position assise plutôt qu'accroupie, et, en tout cas, ne jamais prolon-
ger le séjour aux feuillées; ne pas s'y oublier à
lire le journal, car, une fois le ventre libéré, les
efforts tendent à expulser les hémorroïdes et à en
augmenter le volume;

3° Refouler à l'intérieur, une fois debout, les
bourrelets persistants;

4° Entretenir la propreté locale.

4° FONCTION RESPIRATOIRE.

(Chapitre essentiel, méconnu et trop négligé.)

Le nez et la bouche constituent les portes d'entrée réservées aux munitions qui servent à l'entretien et la réfection du corps : la bouche pour les aliments, le nez et la bouche pour l'air. Le gosier ou gorge, reliant en arrière le nez et la bouche qui en sont les vestibules, est un carrefour où confluent, accolés, le conduit digestif et le tube respiratoire. Ce dispositif, qui garantit un canal de dérivation, assure une voie toujours libre et perméable aux éléments indispensables à la vie : si normalement les aliments passent par la bouche pour subir l'action des dents et de la salive, si l'air doit être réchauffé par les narines et filtré par leur duvet, en cas d'accident, l'homme peut néanmoins survivre, en respirant par la bouche, en s'alimentant par le nez.

La gorge et le nez dans la santé.

Le bon sens suffit à pressentir l'intérêt du calibre et d'un bon état des orifices, réglant le débit de l'air qui assure la ventilation du soufflet pulmonaire. Des vices natifs de construction ou des déformations, dues à la maladie, peuvent rendre l'accès de l'air froid ou impur trop brutal, trop direct; plus souvent, il y a une insuffisance d'aération, qui restreint le développement de la poitrine, plate ou étriquée, qui entraîne de l'essoufflement et de la susceptibilité des bronches; enfin, qui retentit secondairement sur l'état général, déterminant de l'anémie et de la débilité. L'appareil digestif lui-même, logiquement, se ressent des obstructions nasales : les sécrétions du nez, se mouchant mal, sont avalées et infectent l'intestin surtout; les entérites rebelles ne reconnaissent souvent pas d'autre cause.

De ces notions, ressort une conclusion nette : l'importance, pour la santé, d'un nez bien constitué et fonctionnant correctement. Un nez normal est une garantie contre rhumes, bronchites, grippes, fluxions de poitrine, angines, entérites, et bien d'autres affections. Toute insuffisance de débit ou imperfection de perméabilité vaut d'être corrigée, et surtout chez l'enfant, même chez l'adulte, des

transformations peuvent être opérées. Hors ces cas
extrêmes, un nez est aisé à entretenir sain; les nez suspects ou susceptibles exigent davantage, une surveillance
attentive, des soins constants et minutieux, sous peine
de complications, du côté des oreilles spécialement (oti-
tes, mastoïdites, sinusites...).

Les soins à prendre n'ont d'autre tort que leur
simplicité, leur banalité qui déconcertent; mais le
Poilu se félicitera de ne pas compliquer son arsenal. Il suffit, en effet, d'un pot de vaseline à la résorcine ou au goménol (il en existe en tubes, très
maniables et très propres), ou encore d'un flacon
d'huile au goménol ou à l'eucalyptol. En introduire dans les narines deux ou trois fois par jour :
suivant le produit employé, on aspire gros comme
un pois de pommade, ou on verse dans le nez quelques gouttes d'huile, en renversant la tête en arrière. Cette modeste pratique constitue une réelle
assurance contre maintes maladies, si bien que
tout nécessaire de soldat devrait renfermer la fiole
ou l'étui tutélaires.

Priseurs de tabac et chiqueurs.

Les priseurs de tabac sont assez nombreux au Front,
même parmi les jeunes, bien qu'ils s'en cachent et en
rougissent; pris sur le fait, ils s'avouent adeptes enthou-
siastes de la tabatière, et s'en montrent les avocats convaincus, apôtres presque sectaires : la prise dégage le
cerveau, guérit les rhumes, c'est une panacée sans
égale !... A vrai dire, c'est une habitude, une manie, voire
un tic dont le geste devient machinal et frise le vice; or
on n'est jamais à court de bonnes raisons pour excuser
ses passions. Certes, les nez barbouillés, ornés d'une
roupie, ne sont plus à la mode, pas plus que les jabots
de dentelle semés de grains de tabac. Cependant, si la
prise n'avait d'autre effet que de salir les mouchoirs,
elle serait inoffensive. Mais elle irrite les narines qui
suintent, perpétuellement enchifrenées, et ce coryza chronique, ce rhume se propage aux paupières, à la con-

jonctive oculaire, enflammées et rouges à demeure et toutes prêtes à s'infecter gravement; d'où le danger d'accidents avec complications sérieuses du côté des yeux ou des oreilles. Le tabac à priser apparaît donc comme condamnable, et n'a de mérite que si on le compare à la carotte des chiqueurs, le jus de chique portant son action nocive, irritante, sur toute l'étendue du tube digestif.

5° FONCTION CIRCULATOIRE.

Peu de choses à dire à cet égard; le cœur et les vaisseaux sont heureusement hors de la portée de nos gaffes : on ne badine pas avec des organes aussi délicats, et la nature a pris ses précautions. L'homme ne suicide son cœur que lentement par le café, le tabac et l'alcool, lorsqu'il en abuse. Les affections cardiaques, les maladies du cœur ou des vaisseaux sont des séquelles, des legs que les infections générales graves (rhumatisme, fièvre typhoïde, grippe, scarlatine...) laissent volontiers comme des stigmates durables, des témoignages de leurs dégâts. Le public en accuse à tort les émotions; impuissantes à déterminer des lésions circulatoires, elles leur donnent tout au plus l'occasion de se manifester pour la première fois. L'oppression, l'essoufflement, l'enflure des jambes, les saignements de nez spontanés..., comptent parmi les signes avertisseurs, qui nécessitent une analyse des urines pour juger la situation.

Température : fièvre.

La circulation sanguine fonctionne pour entretenir la température du corps à la manière de l'eau chaude dans les conduites d'un calorifère, et, automatiquement, un mécanisme régulateur supprime les sautes brusques que les variations atmosphériques, les combinaisons chimiques, le travail musculaire détermineraient à tout instant. Le degré de la température normale, le degré significatif de la fièvre font souvent l'objet de discussions dans le public. En état de santé, le thermomètre oscille entre 36°,5 et 37° dans l'aisselle, la fatigue aux fins de journée amenant une ascension de 2 ou 3 dixièmes. Dans le rectum, le thermomètre marque 5 à 7 dixièmes de plus, toutes choses égales (37° à 37°,2). Il est bon d'ajouter que la moindre élévation thermique ne doit pas faire crier à la fièvre !!! Le thermomètre donne simplement au médecin des renseignements, des indices qu'il faut savoir interpréter.

Palpitations.

Une simple remarque : les palpitations ou battements de cœur ne sont pratiquement jamais l'indice de maladies du cœur, surtout quand elles surviennent inopinément, en pleine santé. C'est donc bien à tort que des émotifs, des âmes sensibles se montent la tête à propos de malaises que le médecin guérira aisément.

6° FONCTIONS MAGISTRALES DU SYSTÈME NERVEUX.

L'énergie nerveuse, qui tient sous sa griffe la régulation, l'équilibration et l'harmonie des diverses fonctions de l'organisme, a plus que jamais, en temps de guerre, besoin d'être économisée; car elle est constamment mise à contribution par des assauts sous toutes les formes.

Fatigue.

La fatigue physique, poussée jusqu'à l'épuisement; les émotions et commotions morales, douloureuses jusqu'à l'angoisse, continues même pendant le sommeil; les insomnies forcées, les efforts intellectuels, les inquiétudes sentimentales ne laissent guère de répit au vrai soldat du Front. Le repos au cantonnement, dont le calme est tout relatif, est reconnu nécessaire pour apaiser l'énervement; son bienfait est si vivement ressenti des hommes que les déceptions sont cruelles, quand les relèves ne s'effectuent pas au jour annoncé.

Excitants.

Le recours aux excitants, sous prétexte de se donner du ton, est, au contraire, un moyen de s'user, de se surmener à l'extrême, de durer moins longtemps : donc, pas d'alcool; le café et le tabac avec modération.

Ce sont là des consignes sévères, mais sages. Dans le même esprit, tous les excès, même à titre de distraction innocente, doivent être proscrits : telles les veillées tardives, le plus souvent consacrées au jeu. Qu'une ou deux nuits blanches se succèdent à l'improviste, qu'une étape forcée, une offensive, une contre-attaque inattendues surviennent le lendemain et l'homme sera sur le flanc.

Hygiène.

La logique, le bon sens ordonnent impérieusement de s'astreindre à une vie réglée. L'exemple d'ailleurs vient de haut, et chacun sait que nos plus grands chefs doivent leur force de résistance, leur sang-froid, leur présence d'esprit à l'équilibre harmonieux que leur assure une discipline d'existence rigide. Inversement, les potins nous ont appris que des héros d'un jour payent d'échecs retentissants certains caprices, une fantaisie téméraire.

Hydrothérapie.

Comme hygiène active, la douche générale (tub, hydrothérapie...) épargnant la tête, est, pour tous les nerveux, excités, déprimés, impressionnables..., toujours une pratique avantageuse.

7° LES ORGANES DES SENS.

L'Œil.

Les *yeux*, aux armées, sont surtout victimes ou de la malpropreté des mains, ou de l'introduction de corps étrangers, poussières, éclats minuscules. Toute rougeur avec larmoiement exige sans retard un examen médical, et interdit les essais de traitements personnels, même de simples lavages, plus ou moins opportuns. L'œil est un organe particulièrement délicat et susceptible; les linges, même les plus propres en apparence, n'ont pas la pureté requise : on pense ce que peut valoir un mouchoir de Poilu ! Tout frottement ne peut qu'irriter la paupière, et le repos seul, l'œil clos, immobile, soulage le malaise, en attendant les soins appropriés.

Préjugé.

Il est un préjugé courant que la vie de nos troupiers, les nuits passées à la belle étoile, devraient bien anéantir à jamais : le serein, l'air d'une fenêtre ouverte dans la chambre où l'on couche sont réputés malsains, passent pour provoquer des maux d'yeux... Malgré les abris illusoires du Front, aux fermetures moins qu'hermétiques, pas un homme ne souffre, et nul n'incrimine les courants d'air !... Dieu sait pourtant s'il y en a ! !

Corps étrangers.

Si la plupart des blessures de l'œil ne peuvent attendre de secours que du médecin, pourtant, en cas de corps étranger (et une poussière infime suffit à martyriser un gaillard, à le mettre hors de service) une manœuvre bien simple et entièrement inoffensive permet de guérir instantanément le camarade infirme. Il s'agit de savoir retourner la paupière supérieure, et le miracle est accompli. Le malade s'assied, et tient l'œil fermé sans se contracter, sans résister. L'opérateur, les mains lavées, debout en face de lui, applique d'une main sur la paupière supérieure, en son milieu, au-dessus de la saillie du globe, une allumette, ou l'extrémité arrondie d'un crayon; puis, saisissant délicatement, entre les doigts de l'autre main, le rebord des cils pour le retrousser, déprime en même temps avec l'allumette ou le crayon la paupière qui cède et se renverse sans effort par une sorte de bascule, pour peu que l'intéressé s'y prête et ne se rebelle pas. L'opération faite, un simple clignement de l'œil ramène la paupière à sa position normale, et la manœuvre suffit en général à expulser le corps du délit, sans qu'il soit même besoin de le découvrir et de le recueillir. S'il le faut, on y parvient d'ailleurs aisément avec un brin d'ouate, et c'est dans l'angle interne de l'œil que se réfugie d'ordinaire l'ennemi, entraîné par les larmes. Ce « truc » est d'une telle simplicité, qu'on l'exécute facilement sur soi-même devant une glace.

En cas d'échec, il ne faut pas s'obstiner : le corps étranger est généralement alors encastré dans la cornée, et seul le médecin pourra l'extraire.

Les Oreilles.

Les lésions internes, déchirures du tympan, etc..., provoquées par les détonations de pièces d'artillerie, sont relativement rares. Il n'en est pas moins prudent de posséder sa petite provision d'ouate pour occlure le conduit auditif, à condition de ne pas l'y enfoncer immodérément, et surtout, en cas de maladresse, de ne pas s'acharner à extraire par ses propres moyens une bribe de coton qui aurait pénétré profondément.

Corps étrangers.

Quel que soit, d'ailleurs, le *corps étranger* qui se trouve fortuitement ou accidentellement engagé, encastré ou glissé dans l'intérieur de l'oreille (des insectes s'y insinuent parfois), il convient de s'abstenir de toute manœuvre intempestive : il y faut la main et la manière, sans quoi on court à un échec, et on risque de produire des dégâts internes sérieux, tels que perforation du tympan, etc...

Ecoulements.

Un mot à propos des *écoulements d'oreille*, plus répandus qu'on ne croit, souvent fort anciens, rebelles et toujours dangereux à laisser s'éterniser en raison des complications graves qui surgissent volontiers à l'improviste. La seule préservation, qu'il est inexcusable de négliger, consiste en une toilette quotidienne du nez et de l'arrière-gorge selon la méthode déjà indiquée (voir : *Fonction Respiratoire*). Quant aux traitements curatifs, le médecin seul est juge de leur opportunité; à la moindre alerte, il est donc sage de lui soumettre l'incident.

Surdité, Cérumen.

Deux mots au sujet de la *surdité causée par les bouchons de cérumen*, sorte de cire jaune gluante, sécrétée par la paroi du conduit auditif, où elle s'amasse, se sèche et durcit à la longue. Les uns sont victimes à cet égard de leur manque de coquetterie ou de propreté; d'autres, de l'ignorance d'un procédé pratique pour s'en nettoyer : le cure-oreille, dangereux à manier, provoque aisément des démangeaisons, de l'eczéma et parfois des furoncles; le tire-bouchonnage avec un mouchoir ou un linge qui enfonce la matière, au lieu de l'extraire, ne vaut guère mieux. Le véritable outillage consiste en une simple allumette de bois, garnie d'ouate hydrophile, humectée d'un peu d'eau et de glycérine qui tend à ramollir le cérumen.

Une dernière recommandation essentielle : en aucun cas, n'introduire de liquide, huile chaude ou autre dans l'oreille, à moins de prescription médicale autorisée.

8° FONCTIONS GÉNITALES.

Deux avis au lecteur :

1° Abstinence sexuelle.

La diète de la fonction sexuelle n'a pas, pour la santé générale, non plus que pour la puissance virile, tous les inconvénients qu'on a bien voulu lui attribuer. On a fortement exagéré les soi-disant congestions par abstinence, et autres désordres de même origine. En réalité, les hommes ont toujours eu plutôt le souci de trouver de bonnes excuses à leurs péchés de jeunesse, que la sage préoccupation, en jetant leur gourme, de cultiver les lois de l'hygiène.

Certes, il est sain de ne laisser engourdir aucun organe en une totale inertie; mais, de là à ce qu'un sommeil momentané, un repos souvent réparateur engendrent des maladies, il y a loin, et la nécessité de lutter contre la dépopulation en France plaide bien davantage que l'intérêt de la santé en faveur des « spermissionnaires ». Il est utile, au contraire, de saper un préjugé qui multiplie les victimes du mal vénérien, et, au point de vue physique et moral, risque de provoquer des désastres dans la famille française.

2° Impuissants temporaires.

Il est pourtant une question qui mérite d'être soulevée en ce siècle de nervosisme à outrance. *Il arrive, après des périodes de jeûne, à des adultes normalement constitués,* souvent peut-être à l'occasion de désirs passionnés, en état d'éréthisme intense, *de rester subitement court, de ne pouvoir faire honneur à leur vaillance coutumière.* Voilà des gens désespérés, obsédés de la crainte d'échecs nouveaux qui n'aborderont plus l'étreinte qu'avec une appréhension, une angoisse paralysantes, de nature à leur suggestionner une impuissance tout imaginaire. Que ces émotifs se rassurent ! C'est là une aventure, un incident qui les a profondément vexés, mais qui n'implique aucune récidive, et, en tout cas, ne compromet en rien l'avenir. Il suffit de ne pas se laisser impressionner, d'attendre avec philosophie l'heure du berger qui ne tarde jamais, et surtout de ne pas recourir aux excitants artificiels.

CHAPITRE II.

LES MALADIES.

ÉPIDÉMIES. — CONTAGION.

Notions théoriques.

Les *Epidémies*, au temps jadis, constituaient pour toute agglomération humaine une menace redoutable, avec laquelle un chef d'armée devait toujours compter; une épidémie décimait, en quelques semaines, une troupe puissante, la réduisait à une poignée d'hommes. La peste, le choléra, le typhus faisaient alors plus de ravages que l'ennemi, fléaux plus meurtriers, certes, que l'épée et l'arquebuse.

De nos jours, de même que les conquêtes de la civilisation ont supprimé les famines, les progrès de la Science Médicale et de l'Hygiène ont permis de prévoir et de prévenir les hécatombes qui dévastaient une province, un pays; on parvient à étouffer par de véritables barrages les centres de maladies, les foyers de propagation naissants. De fait, une série exceptionnelle de conditions, favorables à quelque catastrophe dans l'état sanitaire, se sont trouvées réunies au cours de la guerre actuelle, qui se déroule sous tous les ciels et les climats, en toutes saisons, qui transplante à l'improviste des corps de troupe non acclimatés; et pourtant aucune épidémie importante n'a sévi depuis deux ans. Les quelques menaces, à peine esquissées, ont été promptement enrayées par les mesures officielles, la surveillance des suspects, et par une certaine évolution des mœurs, une éducation inconsciente qui répand des principes salutaires.

L'*Epidémie*, la *Contagion* méritent encore, malgré tout, d'inspirer une sage défiance au troupier qui doit apprendre à s'en garder; malheureusement, sur ce chapitre comme sur bien d'autres, le public se paye de mots, et ces termes usuels ne représentent à son esprit aucune signification précise. L'Epidémie lui paraît une sorte de Fatalité implacable, mystérieuse, d'autant plus terrifiante qu'elle est invisible, qu'elle ne se manifeste pas matériellement; de même, la Contagion passe volontiers pour une Force de la nature, vague, implacable, quelque peu énigmatique, devant laquelle, victime résignée, on n'a qu'à courber la tête.

En réalité, une définition nette du sens des mots suffit à dissiper toute obscurité. La vérité est simple : la Fatalité n'est qu'un mythe, derrière lequel se déguise la maladie pour livrer assaut aux imprudents. En face d'elle, comme dans toutes les circonstances de la vie, on ne peut se ranger que sous trois bannières : parmi les indifférents, ignorants, imbéciles ou paresseux; parmi les exaltés, excités, qui perdent la tête et s'affolent; ou parmi les normaux, de bon sens, qui s'attachent à se préserver et se conservent sains et saufs.

L'épidémie n'est, en somme, que la diffusion, dans une agglomération, d'une maladie qui se transmet par contagion, d'un individu à un autre, « qui s'attrape », selon l'expression vulgaire. Les maladies contagieuses, susceptibles d'être épidémiques dans nos armées, sont : les fièvres dites éruptives, variole, scarlatine, rougeole; les fièvres intestinales, typhoïde, choléra, dysenterie; les infections respiratoires, diphtérie, grippe, coqueluche, oreillons, méningite cérébro-spinale; les fièvres coloniales, paludisme ou fièvre intermittente, fièvre jaune, peste...; enfin, les infections de plaies ou blessures, érysipèle, tétanos, septicémie, gangrène gazeuse, pourriture d'hôpital. La tuberculose, contagieuse dans certaines conditions déterminées, n'est pas épidémique.

Une première réserve s'impose d'emblée : les méthodes de vaccinations, obligatoires à la caserne, ont à peu près supprimé la variole ou petite vérole, et, malgré leur application tardive, ont considérablement restreint la typhoïde, en tout cas atténué sa gravité; le Corps expéditionnaire en Orient a également été victorieusement prémuni contre le choléra. Chaque jour, notre arsenal de préservation s'enrichit et se perfectionne.

En second lieu, la loi absolue, qui régit la contagiosité, demande à être comprise : une contagion ne peut s'opérer sans un contact souillant, émané tantôt de malades, tantôt de candidats non déclarés qui couvent le mal, tantôt encore de convalescents, parfois même insoupçonnés, victimes d'une atteinte sournoise, demeurée inaperçue; tous recéleurs et colporteurs de la mauvaise graine, essaimée et disséminée le plus souvent par les excréments ou les mucosités de la bouche, de la gorge et du nez. Ces germes sont récoltés, véhiculés et dispersés grâce à des intermédiaires multiples, mains, linges, mouchoirs, draps, serviettes, vêtements..., grâce aux poussières du sol maculé d'éclaboussures et de crachats..., enfin grâce aux insectes, mouches, puces, punaises et autre vermine.

La notion essentielle à retenir est : la nécessité de souillures contaminantes plus ou moins directes pour qu'une contagion soit possible. Ainsi s'effondre le préjugé qui tend à faire des malades réputés contagieux de vrais lépreux, des parias. On peut impunément entrer et séjourner dans la chambre d'un typhique, comme d'un tuberculeux, si l'on évite certains contacts suspects. En revanche, il apparaît clairement que le dédain des Avis affichés, « Défense de cracher par terre, de déposer des ordures », etc., constitue pour les coupables une responsabilité effective dans la dissémination des germes, et plus d'un imprudent est ainsi l'auteur de la mort d'êtres chers. Il est fâcheux que les amendes soient simplement promises aux délinquants par les inscriptions des murailles; une saignée à leur bourse leur donnerait peut-être à réfléchir davantage, puisque le simple bon sens ne corrige personne et qu'on ne voit nulle part plus de crachats qu'autour des crachoirs.

Alors même que les germes sont entrés dans la place, la partie n'est pas perdue : ils ne prennent pas racine, ils n'éclosent pas indifféremment sur tous les terrains, sur tous les organismes; il leur faut des circonstances favorables, un milieu réceptif, c'est le terme consacré. Un individu sain, bien portant, sans tares, peut être considéré comme réfractaire. Si le soldat en Campagne a, plus que tout autre, besoin d'être renseigné sur ces questions, c'est que son existence de fatigue, surmenante à l'extrême, s'il n'y prend garde, affaiblirait sa résistance. Quitte à paraître rabâcher, il est permis d'insister une fois de plus, à cette occasion, sur la précieuse sauvegarde que constitue un estomac valide, et inversement sur les inconvénients de l'alcool, qui surexcite et déprime en fin de compte.

Notions pratiques.

Moyens de se préserver des Contagions.

La Contagion n'est donc pas fatale, et le public en a si bien conscience qu'on demande souvent aux médecins leur secret pour s'en préserver. Il n'y a pas un secret; il y en a trois, et très simples.

Le premier consiste à entretenir sa santé, son énergie vitale, à s'abstenir de tout véritable excès, pour ne pas présenter de point faible, de défaut à la cuirasse.

Le second, préservatif souverain et toujours suffisant, est la propreté : à condition de ne pas la restreindre au nettoyage quotidien usuel, quelque peu superficiel, mais de la concevoir sous la forme d'une toilette méthodique, complète, et surtout appropriée aux circonstances, adaptée aux incidents ou accidents suspects. Point n'est besoin d'antiseptiques compliqués : un nettoyage mécanique, la brosse et le savon, du savon de Marseille, suffisent, avec un linge pour l'essuyage, qui ne détruise pas l'effet du lavage. Naturellement la propreté personnelle, corporelle, n'exclut pas le souci des impuretés d'autre provenance : rien ne servirait de se laver les mains avant le repas, si les ustensiles de table, verres, assiettes, couverts..., sont mal entretenus, si les aliments refroidis sont émaillés d'ordures de mouches, si la boule de pain a traîné dans des immondices, si l'eau de boisson a séjourné dans des seaux de toile crasseux, éclaboussés par les godillots qui les frôlent ou les enjambent, si l'on doit consommer des biscuits cassés, avariés, sordides, si les fumeurs et les tousseurs sèment leurs crachats ou des « postillons » sur le sol, les couvertures, dans la paille des dortoirs, sur la nourriture, etc..., tous spectacles dont on est aisément témoin dans la tranchée.

Le troisième secret, déjà indiqué, sur lequel on ne saurait trop attirer l'attention, ce sont les soins du nez (voir : *Fonction Respiratoire*), qui se réduisent en somme à une sorte de toilette, à une désinfection des fosses nasales, sans cesse envahies par les poussières en suspension dans l'atmosphère.

Pour l'éducation des hommes en ces matières, le Service de Santé dispose, avec les infirmiers et brancardiers, d'équipes de moniteurs modelés, qui, par leur exemple, à condition d'être dressés, peuvent prêcher mieux que tous autres, étant les premiers bénéficiaires de cet apostolat. L'idéal serait, d'ailleurs, que les Poilus eux-mêmes se fassent les collaborateurs bénévoles de leurs majors dans la lutte contre les contagions, les épidémies; et cet idéal n'est pas une utopie, puisqu'il est partiellement réalisé dans certaines contrées, particulièrement aux colonies, pour la guerre aux insectes, agents actifs, propagateurs de microbes.

Chasse aux Moustiques.

Dans les pays chauds et même dans certaines zones de nos tranchées, où les fièvres (fièvre paludéenne, fièvre intermittente) règnent ou menacent, la chasse aux moustiques est à l'ordre du jour; car ce sont leurs piqûres qui inoculent aux nouveaux venus le virus puisé, pompé par de précédentes piqûres dans le sang d'hommes déjà atteints. Leur destruction est donc une mesure sanitaire essentielle, et les médecins ont su y intéresser leurs troupiers, qui ont parfaitement compris le bénéfice qu'ils en tirent, et ne marchandent pas leur concours intelligent. Un programme méthodique a été institué en vue de ces hécatombes d'insectes.

L'extermination des moustiques adultes, qui recherchent les coins obscurs et abrités du vent dans les tentes, les écuries, les caves..., se poursuit à l'aide de pièges spéciaux, où la benzine et le chloroforme asphyxient les prisonniers. Mais ce n'est là qu'un accessoire; autrement efficace est l'entrave à la reproduction des animalcules. Leurs larves séjournant habituellement à la surface des flaques d'eau, dans les dépressions du sol, les trous d'obus, les ravins, les tranchées, il importe, et les hommes y travaillent d'enthousiasme, d'assécher toutes les excavations, de drainer les terrains marécageux. On les assainit ensuite par de fréquents saupoudrages au chlorure de chaux, et, dans les marais mêmes, on verse de l'huile lourde de houille, mêlée de pétrole. A l'intérieur des habitations, une préservation mécanique s'obtient grâce aux tamis en étoffe ou en gaze métallique, dont on obture tous les orifices de ventilation, fenêtres, portes, jusqu'aux émergences de tuyaux, aux moindres fissures; les habitants se protègent, en outre, par des moustiquaires individuelles, qui offrent heureusement plus de garanties que les émanations de lavande, les aspersions d'eau de goudron sur les mains, le visage, réputées tutélaires, vraiment quelque peu illusoires.

Enfin, un rôle important, dans cette guerre hygiénique, est dévolu aux paludéens anciens, dont le sang constitue le réservoir de virus où les moustiques puisent avec volupté. Au lieu de se dérober malicieusement aux conseils et prescriptions des majors, nos coloniaux se prêtent spontanément à la stérilisation, à l'épuration par le traitement préventif indispensable, à la quinine, et, récompensés par le bénéfice assuré pour leur santé, ils ont en outre la satisfaction de bien mériter de leurs camarades, cessant d'être des foyers de contagion ambulants.

Cette collaboration intelligente de tous à l'œuvre sanitaire devrait s'exercer partout à l'Armée, dans l'intérêt général, car les moustiques, les cousins, vecteurs du paludisme ou de la fièvre jaune, ne sont pas les seuls ennemis redoutables. Ailleurs, ce sont les puces qui propagent la peste, et ce trop agile adversaire fait souvent du chien, notre fidèle ami, un « indésirable » compagnon.

Le chien ennemi de l'homme.

La gent canine, certes, n'appartient pas à la race des insectes, mais elle en véhicule volontiers; en outre, en matière de contagion, cet animal domestique, comme le chat d'ailleurs, a coutume de

promener de si nombreux parasites, susceptibles
de s'acclimater chez l'homme, que sa cohabita-
tion, familière à l'excès parfois, autorise ici une
brève digression. Trop d'imprudents, peu dégoû-
tés, laissent ces « enfants de la maison » lécher
leurs doigts, voire leur visage, et manger dans
leurs assiettes : on aimerait à croire, en pareil cas,
que leur patron les a dressés comme des phéno-
mènes, et déshabitués des mœurs, pourtant tradi-
tionnelles et bien portées chez les plus aristocra-
tes de ces animaux, qui se plaisent à flairer du
museau leur propre derrière ou celui de congénè-
res au hasard des rencontres. Ce serait du moins
souhaitable, car de ces promenades... sentimentales, la langue canine rapporte, outre certains déchets malséants, des œufs de vers, des parasites, etc..., dont elle fait part ensuite sans malice
avec ses caresses ultérieures. — Avis au lecteur.

La parenthèse est close, et le chien me ramène
aux mouches dont volontiers il se repaît, quand il
les peut attraper au vol.

Destruction des Mouches.

Les mouches sont loin d'être inoffensives : tantôt, avec des parcelles d'ordures, des germes adhè-
rent à leurs pattes ou leurs griffettes; tantôt, avec
leurs déjections évacuées çà et là, toutes les cinq
minutes environ, elles émettent des microbes vivants qui ont traversé impunément leur tube digestif, spécialement les bacilles de la tuberculose,
de la diarrhée, du choléra... Or, en quinze jours,
une génération nouvelle de mouches est apte à se
reproduire, si bien qu'à la fin de l'été, une seule a
donné naissance à 25 millions d'individus. Elles
constituent donc un véritable fléau de mars à oc-
tobre, avec un maximum en mai et juin.

La *guerre aux mouches* est une mesure sanitaire qui intéresse l'unanimité des Poilus. Demander aux hommes de la prévoyance est peut-être excessif, et, d'ailleurs, il est un peu tard pour les engager à ne pas semer le long des tranchées, autour des abris, des détritus alimentaires et autres, où écloront les œufs, où pulluleront les larves par milliers. En tout cas, il faut le savoir, tôt ou tard, une destruction méthodique des mouches pourrait s'imposer comme urgente pour enrayer une épidémie. Comme pour les moustiques, le chlorure de chaux, l'huile de schiste ou de naphte seraient alors utilisés.

En tout temps, partout, on ne saurait trop insister pour que nos troupiers soignent la propreté des feuillées, en ménagent les abords, recouvrent de terre leurs déjections, surtout au cours de l'été. Quand les circonstances s'y prêtent, les papiers tue-mouches, attrape-mouches seront mis à contribution; la poudre insecticide contre les murs rendra des services; de même, la solution de formol du commerce disposée dans des assiettes, à condition d'être étendue de quatre volumes de petit lait. Enfin les aliments seront tenus à l'abri des souillures, et les parties exposées ou salies seront impitoyablement éliminées (peler les fruits, etc., voir le chapitre : Aliments).

MALADIES VÉNÉRIENNES.

Des maladies vénériennes, le troupier, comme le public en général, ne sait qu'une chose, c'est qu'elles sont « honteuses » : certes, il a entendu parler de l'*avarie* et des *avariés*, mais déjà il ignore le nom de leur parrain. Ce nouveau terme au Dictionnaire a fait jadis quelque bruit, mais du bruit pour rien, sans laisser aucun enseignement, pas même qu'il n'y a nulle honte à être affligé, par guignon, d'un mal contracté en satisfaisant une fonction naturelle, et qu'il serait plus logique de rougir pour une fluxion de poitrine consécutive à une nuit d'orgies et de débauche. Les maladies vénériennes ne sont pas, hélas ! l'apanage exclusif, la punition des vicieux, des coureurs, ni des grands amoureux; elles ne sont pas non plus la vengeance des maris trompés, puisqu'une veuve peut offrir ce cadeau d'avènement à un nouvel époux légitime; enfin, pas davantage que « la garde qui veille aux barrières du Louvre », la virginité même n'en exempte, car l'hérédité les transmet à mainte victime innocente, « qui n'a rien fait pour ça », tandis que tel de nos rois... !

Une anecdote typique démontre les invraisemblables résultats de cette ignorance générale. C'est l'histoire d'un malade qui se soignait depuis trois ans pour une chaudepisse qu'il n'avait jamais eue, et qui n'existait que dans son imagination, soigneusement égarée et exploitée par des charlatans : la cure consista uniquement à supprimer tout traitement. Et ce n'est pas là une aventure exceptionnelle; une telle énormité serait impossible, si les jeunes gens ne revêtaient la toge virile qu'après avoir fait « leurs Humanités », si on ne souriait de les voir jeter leur gourme qu'après les avoir instruits et munis d'un diplôme de *Savoir-vivre* : on n'a pas la science infuse.

Notions Théoriques.

Les *Maladies Vénériennes* sont au nombre de trois :

Blennorragie.

La *Blennorragie* ou *chaudepisse*, écoulement de pus douloureux par le canal de l'urèthre, qui apparaît de deux à dix jours après le rapport contagieux.

Chancre mou.

Le *Chancre mou*, écorchure rarement unique, susceptible de pulluler, à surface suintante, située généralement sur la verge, survenant peu de jours après le contage, et qui s'accompagne d'un gros ganglion de l'aine, solitaire, caractéristique, le *bubon*, qui suppure volontiers.

Syphilis.

La *Syphilis* ou *vérole*, maladie non plus locale, mais générale, dont la durée variable se chiffre par années, et qui *évolue en trois périodes :* ·
1° L'*Accident Primaire*, initial, *Chancre induré*, érosion ou écorchure apparaissant de quinze à vingt jours après le rapport responsable, siégeant d'ordinaire sur les organes génitaux, mais assez souvent aussi sur les lèvres, les amygdales, les seins, à l'anus ou ailleurs; accompagnée d'une pléiade de ganglions; érosion qui peut fort bien

abuser par une guérison apparente, dont il importe de n'être pas dupe, car elle ne répond qu'à une éclipse momentanée;

2° La *Période Secondaire*, succédant au chancre après un silence de six semaines à deux mois, sournoise, traîtresse, dont les manifestations varient comme intensité, nombre, durée, répétition, suivant la gravité du cas et le traitement adopté. Elle passe fort bien inaperçue des malades insuffisamment prévenus, ou tant soit peu négligents, quels que soient les accidents qui se succèdent, ou évoluent simultanément : *roséole*, éruption de taches plus ou moins cuivrées, spécialement fugace et discrète parfois; *plaques muqueuses* buccales, anales ou génitales; *chute des cheveux ou alopécie en aires*, caractéristique. Suivant les cas, le tableau est plus ou moins complet, et cette allure hypocrite est si fréquente que les médecins la dénoncent en formulant : « *les Syphilis les plus légères sont les plus dangereuses* »; on ne les reconnaît pas, ou on néglige de les traiter;

3° La *Période Tertiaire*, toujours tardive à moins de gravité exceptionnelle, éclatant en coup de foudre après cinq ans, dix ans, vingt ans de silence, et terrassant volontiers un être en pleine santé par des accidents toujours sérieux, mortels parfois : *ataxie, paralysie générale, hémorragie cérébrale, folie, surdité, cécité*, etc...; d'autant mieux que, téméraire ou incrédule, le malade a joué avec le feu, se soignant à bâtons rompus, se surmenant ou abusant de l'alcool... Cette 3e période est d'une durée illimitée, indéfinie, puisqu'elle se prolonge au delà de la vie de l'individu, menaçant sa descendance, même la deuxième génération, les innocents payant ainsi le péché originel, soit que l'épouse-mère ait été contaminée, soit qu'elle ait pu rester indemne. Les enfants naissent tantôt imprégnés de virus, en pleine efflorescence de manifestations variées, susceptibles de contagionner une nourrice saine, tantôt frappés de tares, d'infirmités, de vices constitutionnels, qui ne valent guère mieux et compromettent leur avenir; *au point que, pour l'individu et la société, on en est réduit à se féliciter des avortements fréquents* qui interrompent spontanément ces grossesses indésirables où la race dégénère et s'abâtardit.

Seules, les deux premières périodes sont contagieuses, c'est-à-dire leurs accidents, car, pour que la contamination s'effectue, il faut une fissure de la peau, par laquelle se glisse le virus; *mais le péril est constant, en raison des accidents sournois, inopinés.* Les lésions héréditaires, comme celles de la période tertiaire, ne sont pas transmissibles par contagion.

Une consolation éclaire ce tableau désespérant : la certitude d'une guérison facile pour le malade avisé qui se soumet avec constance et persévérance au traitement, d'ailleurs très simple; la possibilité de se marier, et d'engendrer des enfants sains, au terme de la cure. C'est une vérité qu'il importe de proclamer et de répéter pour rendre hommage à la Médecine, pour convaincre les victimes que leur destin est tolérable, et pour atténuer les conséquences suffisamment funestes de ce fléau. En matière de syphilis, il faut se garder des extrêmes : il est aussi déraisonnable d'attribuer les moindres malaises à cette seule cause, qu'il est dangereux de rester incrédule, nouveau saint Thomas, refusant de penser à son mal et à ses menaces pour ne pas en être gêné.

On n'a pas le droit d'oublier qu'on a eu la vérole; mais du moment qu'on s'en occupe, il n'est pas sage de s'en préoccuper à l'excès, de se laisser envahir et paralyser par cette obsession.

Notions Pratiques.

A tout rapport sexuel extra-conjugal, forcément plus ou moins suspect, succède une période d'incertitude, de trois semaines au moins, qui peut représenter le temps d'une incubation. L'abstinence est le seul moyen de connaître la responsable en cas d'accident, et de ne pas se préparer des remords en risquant de faire à son tour une victime : cette épée de Damoclès est, pour l'homme marié, la punition des coups de canif au contrat. D'une première impunité, il ne faut pas se hâter de conclure à l'intégrité garantie de la partenaire; car, du jour au lendemain, non seulement une contamination nouvelle peut survenir, mais le réveil d'un mal ancien peut réserver une déception au récidiviste.

Les alertes se manifestent sous deux formes : l'*écoulement,* c'est-à-dire une goutte de pus à l'orifice du canal de l'urèthre avant d'uriner : ou l'*écorchure.*

I. — Ecoulement.

Au sujet de l'Ecoulement, une série de maximes à retenir :

— *Il n'y a pas d'Echauffements : tout écoulement, même indolore, est une Chaudepisse.*

— *La plus belle fille du monde ne peut donner que ce qu'elle a :* on ne contracte pas une maladie avec une femme absolument saine.

— *La Chaudepisse ne se prend pas en dehors des rapports sexuels,* plus ou moins, complets et normaux.

— *La Chaudepisse n'est pas une maladie dont il faille rire ni sourire.* Elle peut provoquer, et elle cause trop souvent : l'*Orchite*, parfois des deux testicules, susceptible de léguer la stérilité à l'homme, cette orchite dont le troupier accuse avec plus ou moins de bonne foi un soi-disant « effort », incapable de tels effets; la *Goutte militaire, ou écoulement chronique*, qui est aussi contagieuse en ménage que la blennorragie aiguë, et *qui doit constituer un empêchement formel au mariage* pour tout honnête homme, consciencieux, tant qu'il n'a pas obtenu sa guérison définitive, certifiée par la licence du médecin; enfin, tardivement, le *Rétrécissement de l'urèthre*, qu'il faut traiter avant d'en être à « pisser sur ses bottes »; et cette liste de complications est loin d'être complète.

Ceci est la part du malade; il y faut ajouter celle de la femme, contaminée fatalement par la plus minime goutte, même intermittente, de son conjoint : victime d'*avortements* en cas de grossesse, d'*infection* ou de *péritonite* à la suite de ses couches, et trop souvent *stérile à jamais*, infirme, ou frappée mortellement. L'enfant lui-même court des risques, menacé d'*ophtalmie grave*, parfois *aveugle* dès sa naissance... Y a-t-il vraiment là de quoi rire ?

— *Les traitements fantaisistes par le mépris, ou par la bière, sont un crime social*, témoignent au moins d'inconscience, équivalent à un suicide génital et à une injure à la future épouse.

— *La guérison de la chaudepisse, convenablement traitée, s'obtient toujours*, à condition de s'abstenir de rapports sexuels jusqu'au terme de la cure.

— *Tout malade a trois devoirs immédiats : 1° se procurer un suspensoir; 2° consulter le médecin, et se défier des réclames de charlatans; 3° exagérer la propreté locale, et se garder de toute contamination des yeux par les mains souillées de pus,* l'ophtalmie détruisant fort bien le globe oculaire en vingt-quatre heures.

II. — Ecorchures. — Erosions.

En cas d'écorchure ou d'érosion :
La discipline est identique : *le recours au docteur s'impose, et avec une urgence d'autant plus impérieuse qu'aucun repère, aucun indice ne permettent à première vue d'affirmer la nature et la gravité du mal* à coup sûr. S'agit-il d'un *chancre mou*, d'un *chancre induré*, d'*herpès* ou d'une *écorchure accidentelle ?* L'homme de l'art seul a qualité pour trancher cette question primordiale, car les quatre solutions sont loin d'être équivalentes, s'étageant du bobo passager à une maladie qui engage l'avenir tout entier. Il convient donc de ne pas perdre de temps; la disparition de quelques signes caractéristiques pourrait retarder la décision et le traitement approprié. Même dans les meilleures conditions, une hésitation subsiste parfois, qui témoigne de la conscience du médecin; et il faut alors recourir aux procédés modernes d'investigation qui donnent une certitude définitive (analyse du sang, examen microscopique des sécrétions de la plaie...).

N. B. — Se bien garder des applications locales de remèdes quelconques, liquides, poudres..., qui modifient l'aspect et les caractères de l'écorchure, et peuvent aggraver la situation, en empêchant le diagnostic et le traitement précoces, toujours avantageux.
A côté des accidents primitifs, il faut envisager les rechutes, et les érosions coutumières ou récidivantes. *Le malade qui, se sachant atteint de syphilis, ne se soigne pas, est un ignorant ou un sot.* Le troupier, qui se traitait antérieurement à

la guerre, et se croit intéressé à garder le silence à cet égard, témoigne d'un excessif amour-propre ou de fausse honte : il a tort de ne pas se fier à la discrétion du major, astreint au secret professionnel, comme les infirmiers eux-mêmes qu'un bavardage expose à des punitions rigoureuses. Le plus simple et le plus logique est une franche confession, d'où le médecin déduit ses conclusions et les prescriptions opportunes.

En tout cas, il y a une hygiène spéciale pour les vénériens, dont rien ne doit les distraire : l'abstention du tabac qui irrite la bouche et y favorise l'éclosion d'accidents, de l'alcool qui exalte le système nerveux et contribue à son usure précoce, des excès de tous ordres qui dépriment et anémient.

Restent les Syphilis ignorées, plus fréquentes qu'on ne croit; elles constituent un argument puissant pour inciter les hommes à répudier la sainte horreur de la visite et du major, sentiment dont ils sont victimes les premiers.

Notions Prophylactiques.

Le caractère commun qui relie les maladies vénériennes est leur mode de contagion, par les rapports sexuels, avec nécessité du contact d'un accident actuel qui reproduit au point touché une lésion initiale de même nature.

Le seul moyen de se préserver, — M. de la Palisse l'eût dit — *est de ne pas s'exposer; c'est l'abstinence sexuelle; en dehors de quoi, la meilleure des garanties ne vaut rien.*

Plus d'un Poilu est appelé à succomber, en dépit des plus beaux sermons; car la chair est faible et les tentations sont fortes, après des mois de misères et de jeûne. Comme, d'autre part, les dangers redoublent, en guerre, à cause du recrutement des prostituées militaires et autres conjointes accessibles, il n'est pas inutile d'énumérer la collection des petits moyens de défense, malheureusement d'une efficacité problématique.

Se méfier des toutes jeunes femmes de 15 à 20 ans, des servantes de brasseries ou de cafés interlopes, des rôdeuses qui évitent de faire connaître leur domicile afin de dépister les recherches de la police. Tenir pour suspecte toute femme qui présente taches ou boutons sur la peau, gerçures des lèvres, mal de gorge, enrouement, glandes au cou ou dans l'aine, toute femme dont les cheveux tombent, dont le linge est taché.

Les *condoms* ou *capotes anglaises*, préservatifs en baudruche, souvent illusoires, promettent plus qu'ils ne tiennent, mais rendent pourtant des services. S'enduire de vaseline, ou de pommade selon la formule, est une recette médiocre, en tout cas sans inconvénients. La propreté minutieuse des deux partenaires est d'un bon augure pour les suites, et inversement *l'absence de propreté chez une Vénus doit constituer un vice rédhibitoire.* Sera-t-il permis enfin de déconseiller aux affamés les prouesses excessives, les records, la brutalité; et de leur rappeler que la bière est un fâcheux apéritif en l'espèce ? L'ivresse est, à tous points de vue, mauvaise conseillère, car toute retenue et toutes précautions sont alors oubliées.

Avis supplémentaire à la catégorie nombreuse d'hommes et surtout de jeunes gens, conformés sexuellement de façon à ne pouvoir « décalotter » qu'avec plus ou moins d'insistance et de difficulté. — Cette conformation nécessite des soins de toilette locale particulièrement minutieux, car elle favorise la rétention, autour du gland, de matières malpropres et malodorantes, qui déterminent à la longue des irritations locales, et elle peut provoquer certaines complications au cours des maladies vénériennes; elle faciliterait même les contaminations. C'est pour remédier à ces inconvénients du *phimosis*, terme scientifique en l'espèce, qu'a été instituée la *circoncision*, opération rituelle du baptême juif, qui est donc simplement une mesure hygiénique. Sans être nécessaire, c'est une coutume qui offre maints avantages, et plus d'un chrétien s'y soumet volontairement avec juste raison.

CHAPITRE III.

ACCIDENTS ET PETITS SOINS D'URGENCE.

Le soldat français passe pour débrouillard; il ne doit donc pas faire mentir sa renommée. *Il est bon que chacun soit à même d'assister son voisin en cas d'urgence,* tout en gardant conscience de la médiocrité de son savoir, de la valeur des responsabilités et de la nécessité de faire appel sans retard aux initiatives compétentes. Une vulgarisation médicale maladroite risquerait d'inspirer une assurance téméraire à des novices, rêvant d'exploits, de sauvetages d'existences. Il importe donc d'enseigner les élèves avec une prudente réserve, et de leur répéter cette maxime dont s'honore le Corps Médical en France : « Primum non nocere » (*Avant tout, ne pas nuire*). Les meilleurs infirmiers et infirmières sont les plus modestes, ceux que ne grise pas le port du brassard à croix rouge : c'est faire preuve d'intelligence et de noblesse d'âme de rester dans son rôle, de se dévouer comme assistant ou suppléant sans prétendre à jouer les premiers sujets. Ils sont toujours trop nombreux, les vaniteux satisfaits d'épater les naïfs, d'éblouir les simples; ils font et feront toujours trop de victimes avec leurs capacités douteuses, qui ne doutent de rien.

Rédigés d'après ces principes, les conseils ci-dessous sont plus essentiels à connaître et à mettre en pratique que des recettes savantes et des formules solennelles.

Pertes de connaissance, syncopes, évanouissements, crises nerveuses, convulsions....

Tout individu qui « se trouve mal », ou est pris subitement d'un ensemble typique de malaises, pâleur livide, sueurs froides, nausées..., *doit immédiatement être allongé sur un lit, ou même à terre,* la tête basse, sans oreiller; on dégrafe col, cravate, ceinture, et on attend... Bientôt les yeux se rouvrent; la conscience revient plus ou moins vite, et il faut souvent insister pour maintenir couché quelques minutes un gaillard, généralement vexé de l'aventure. Parfois, l'homme s'écroule comme une masse inerte, avant qu'on ait pu intervenir, et il faut le retourner, l'étendre sur le dos, dégager ses bras ou ses jambes repliés sous lui. En l'installant, avoir soin d'incliner la tête sur le côté, de façon que, si des vomissements surviennent, ils s'écoulent et puissent être recueillis aisément dans une cuvette ou des linges, sans risquer, en refluant dans la gorge, d'obstruer la respiration; on évite ainsi d'asseoir trop tôt le malade, ce qui peut suffire à provoquer une nouvelle syncope.

Une exception : l'attitude assise est la seule qui soulage les oppressions, les angoisses respiratoires, lorsque l'haleine haletante trahit une menace d'asphyxie, qu'il s'agisse d'accès de suffocation ou de blessures au niveau de la poitrine (fractures de côtes, plaies avec crachements de sang...). C'est d'ailleurs la position instinctive que réclame l'intéressé, dont les mains se crispent, cherchent un point d'appui. On calera le dos avec des sacs, de la paille...; on soutiendra la tête, mais on se gardera de faire respirer des sels quelconques.

Toutes déjections doivent être soigneusement mises de côté, et conservées pour l'édification du médecin (aliments, sang, bile, corps étrangers...).

En cas de crises, avec ou sans convulsions, quand un homme se débat, il importe de le mettre hors d'état de se blesser; il faut parfois l'attacher, par exemple sur un brancard, pour le transporter. En ce cas, les liens doivent être disposés avec les plus grandes précautions, de peur d'accidents: le serrage ne doit pas être brutal; ficelles et nœuds coulants seront proscrits; le corps doit être sanglé plutôt que lié; le cou doit être libre, la poitrine dégagée, et il est sage de ne jamais perdre de vue bien longtemps un malheureux ainsi ligoté.

En présence d'un corps apparemment inanimé, deux indices doivent être notés, qui permettent d'orienter d'emblée les soupçons : l'haleine qui fleure son fruit trahit l'ivrogne, et même son parfum évoque le liquide dont il s'est délecté; l'état des yeux, quand on relève les paupières (loucherie, pupilles inégales, rétrécies ou dilatées), est significatif, mais l'interprétation appartient au médecin seul.

Dernière recommandation. — Auprès d'un malade, quel que soit son degré de connaissance, il convient de ne pas bavarder, et surtout de se garder d'appréciations quelconques sur son état; car l'oreille a des finesses surprenantes, et la mémoire s'éveille avant la pleine conscience.

Indigestions.

Ce chapitre est un des principaux dans le Manuel Sanitaire des Boches, en raison de leurs habitudes gloutonnes et de leurs aliments de prédilection (empoisonnements par la charcuterie, accès furieux d'ivresse, etc...). Leurs majors signalent même, comme fréquents, les cas d'étranglements par croûtes de pain, arêtes, morceaux de viande ou d'os, voire de la terre ! et préconisent une thérapeutique simpliste qu'ils n'ont pas inventée, car elle date des Romains de la Décadence : deux doigts dans la bouche, et hop !... l'homme vidé est prêt à se remplir derechef.

Chez le soldat français, l'indigestion est une surprise plutôt rare, et n'atteint jamais les mêmes proportions; l'ivresse est plus souvent de la gaieté, un plumet gaulois, que de la « saoûlographie ».

Quant à la terre, nos gaillards l'aiment de tout cœur, certes, et elle les nourrit en bonne mère, mais elle ne leur reste ni sur l'estomac ni dans le gosier. et. si de la terre française a étranglé quelques Boches. c'est qu'elle répugnait à pénétrer dans des ventres teutons.

Troubles intestinaux.

Diarrhées.

Les *Diarrhées* sont un des accidents les plus fréquents chez le soldat en campagne, variant d'une légère incommodité à la dysenterie épuisante : le malade doit, en tout cas, surveiller ses matières, la fréquence des selles, leur aspect, la présence de sang, glaires, peaux, vers, etc...

S'il n'entre pas dans notre programme de permettre aux Poilus, par une vulgarisation déplacée de recettes médicamenteuses, une concurrence grotesque avec les majors, *une grande vedette doit être attribuée, au contraire*, dans chaque chapitre, *aux gaffes et bévues à éviter.*

Or, une exagération regrettable a fait du lait une panacée, si bien qu'au moindre malaise digestif, le régime lacté est volontiers adopté de parti pris, alors que les laitages doivent être absolument interdits en bien des cas, spécialement en cas de dérèglement intestinal. Cette idée fausse étant dénoncée, il est logique d'enseigner en revanche que la diète de toute nourriture pendant vingt-quatre heures est souvent le remède héroïque, définitif d'une diarrhée, et toujours au moins un moyen d'amender la situation, de l'améliorer. Il ne faut pas de demi-mesure : on s'abstient de tout aliment, et on se borne à boire un peu de thé, de café, d'eau et de citron, ou, si possible, d'eau albumineuse (trois ou quatre blancs d'œufs bat-

tus, délayés dans un litre d'eau bouillie et sucrée). Avec ces breuvages inoffensifs qui permettent d'étancher la soif, le mal ne s'aggrave
pas, et d'ailleurs, si besoin est, le major est là. Le
plus souvent un mieux sensible se produit, et, au
bout des vingt-quatre heures de cure, l'alimentation est reprise, à ration modérée. Est-il besoin
d'ajouter que les consignes d'une propreté rigoureuse, en ce qui concerne l'alimentation, sont plus
que jamais de mise pour parer aux récidives ?

Appendicite.

Précepte essentiel. — En cas de coliques avec
ou sans constipation, de douleurs dans le ventre,
irradiées vers le creux de l'estomac ou le nombril,
compliquées de nausées ou vomissements, s'abstenir prudemment de toute purgation non prescrite,
comme de lavement, et observer la diète absolue,
en attendant l'avis du major. Il peut, en effet, en
ce cas, exister une *appendicite* sournoise, et une
purgation malencontreuse pourrait déchaîner des
accidents graves, perforation, péritonite, etc...
Prudence, c'est-à-dire savoir attendre, garantit la
sécurité.

**Empoisonnements : champignons, aliments avariés,
sublimé, crayons de couleur.....**

Un malaise, survenant brusquement après l'ingestion
d'un repas ou d'un breuvage quelconque, et caractérisé
par des vomissements, des coliques, des crampes dans
les membres..., paraîtra toujours suspect et doit faire re-
douter un empoisonnement.

*Un des plus fréquents, aux armées, est causé par les
Champignons* dont foisonnent certains bois, mets savoureux, pour lequel les connaisseurs téméraires ne manquent jamais, non plus que les amateurs, heureux d'agré-
menter gratuitement la monotonie du bœuf quotidien.

— Principe absolu : Il ne faut pas se fier, pour la ré-
colte et le tri des champignons, aux recettes empiriques,
préjugés dangereux, aussi multiples que dénués de va-
leur; tels que :
— Les mauvais champignons noircissent le métal (an-
neau d'or, pièces, cuillers d'argent ou d'étain...).
— Les mauvais champignons seuls font cailler le lait.
— Les champignons sont mauvais quand un oignon
blanc, une gousse d'ail ou du persil, jetés dans la casse-
role où ils cuisent, viennent à brunir.
— Les champignons vénéneux deviennent inoffensifs,
une fois la pellicule extérieure enlevée.
— Les principes nuisibles sont détruits par une cuisson
prolongée.
— Tout champignon à bague est comestible; de même
ceux dont les feuillets ou les lames sont roses, ceux dont
l'odeur est agréable, ceux dont le goût est bon.
— Seuls, les bons champignons sont attaqués par les li-
maces et les insectes.
— Tout champignon est bon quand il est ferme, cas-
sant, la peau sèche; les gluants sont mauvais.
— Les bons champignons ne changent pas de couleur,
quand on les coupe.
— Sont mauvais, les champignons bleus, violets, verts
et rouges, et ceux dont le suc est laiteux; sont bons, tous
les gris.
— Sont bons, tous les champignons croissant dans les
prés, les champs découverts, et au bord des routes.
— Sont comestibles, tous les champignons croissant
dans les bois de conifères.
— S'abstenir des champignons croissant sur les arbres,
dans les bois ombragés et humides.
— Autant d'affirmations, autant d'erreurs.
Un dicton dit encore : « Les champignons sont comme
les hommes; les meilleurs ne valent rien. » Boutade illé-
gitime et imméritée ! Il est plus exact de formuler : « Les
champignons sont comme les hommes ; rien ne ressem-
ble aux bons comme les mauvais », et de conclure que :
Seuls, les caractères botaniques préservent à coup sûr
des accidents. Il n'est pas difficile d'apprendre à reconnaître les quelques espèces dangereuses, sept ou huit
dans nos régions.

Règle. *— En général, on doit rejeter comme mortels ou*
suspects tous les types dont le pied est renflé à la base
(bulbe), et qui sont entourés d'une sorte d'enveloppe dé-
chiquetée (volve), à condition de les déterrer avec soin

pour en bien vérifier le signalement; le contrôle des états civils, un par un, est la seule garantie valable.

Outre les empoisonnements par les champignons et certains aliments avariés, charcuterie ou conserves spécialement, les troupiers peuvent présenter exceptionnellement des intoxications par les crayons de couleur, ou par l'ingestion de sublimé, confondu, par exemple, avec de l'antipyrine en paquets...

Préceptes Pratiques. — Quelle que soit la cause d'un empoisonnement, la substance avalée, il y a certains soins immédiats auxquels on peut recourir sans hésitation, en attendant le médecin, d'autant mieux que chaque minute écoulée risque de compromettre le succès de la cure : d'abord expulser au plus tôt, par le vomissement, les principes nuisibles, avant qu'ils aient franchi la barrière de l'estomac. Un doigt dans la bouche; de l'eau tiède où on délaye 50 grammes de sel, ou une cuillerée à soupe de moutarde; de l'ipéca, peu importe... Ensuite, comme antidotes, contrepoisons « à tout faire », suivant les ressources, on emploie : l'eau albumineuse (quatre blancs d'œufs battus en neige pour un litre d'eau sucrée). l'huile d'olives, le lait, la farine, l'amidon bouilli à raison d'une grande cuiller pour un litre..., et le reste est l'affaire du médecin.

Maux de tête, Migraines.

Ne pas se droguer de sa propre autorité : ne pas abuser des cachets d'antipyrine, et autres. Il y a toujours une cause à ces douleurs, et c'est cette cause qu'il faut soigner : ainsi maintes migraines, localisées à un côté de la tête ou de la face, sont dues à une simple carie dentaire, etc...

Refroidissements.

Les coups de froid, angines, bronchites, grippes, etc..., ne revêtent de gravité qu'à proportion du mauvais état général du sujet, ou de la malignité de germes qui pullulent sur place, tantôt respirés par hasard, tantôt parasites anormaux des cavités du nez et de la gorge. La meilleure préservation est donc encore la toilette déjà indiquée des fosses nasales, leur désinfection (voir : *Fonction Respiratoire*).

Crachements de sang.

Les crachements de sang impressionnent toujours le malade et l'entourage, non sans raison d'ailleurs; mais, avant de s'émotionner, il importe de s'assurer de leur cause et même de leur réalité. Le mal se réduit souvent à une gencive qui saigne, de la salive teintée, de petits caillots retombant de l'arrière-gorge ou du nez, menus incidents; et des hémorragies moins insignifiantes, telles que les aviateurs en présentent au cours, ou à la suite d'ascensions rapides, restent souvent une alerte sans lendemain : ce sont des accidents sans lésions.

L'essentiel, pour l'intéressé, est : de noter si le sang est craché ou vomi, s'il provient exclusivement de la bouche ou partiellement du nez, s'il est rouge vermeil ou noirâtre, pur ou mélangé; et de le recueillir pour l'édification du médecin.

Sûr de son fait, muni des pièces à conviction, le malade serait répréhensible de commettre la moindre imprudence : en attendant l'examen médical, il est sage d'éviter tout effort, surtout les grands mouvements, et même de garder le silence. Il convient de ne pas s'exposer à une cause quelconque de congestion, par conséquent, de ne pas trop s'approcher des poêles, ni des cheminées, et, en fait d'aliments, de se borner à de petites doses de boissons très fraîches, glacées si possible. Ce sont là de simples précautions, dans certains cas excessives, mais qu'on ne saurait jamais regretter.

Asphyxies par l'eau, le gaz, les fumées, l'oxyde de carbone, les gaz méphitiques, etc...

Les braseros, poêles et cheminées des abris de tranchées sont assez vicieux pour provoquer des malaises variés, maux de tête, nausées, etc..., parfois graves, même mortels. Pour les éviter, il est prudent d'entretenir sur les foyers une large bassine d'eau dont l'évaporation empêche l'air de se dessécher; et, si le tuyau extérieur est muni d'une clef, ne jamais la fermer pour modérer le tirage.

En cas d'accident, sans hésitation ni retard, il faut ouvrir ou enfoncer tous les orifices d'aération, et porter les victimes au plein air. Si, par aventure, on se trouvait enfermé dans une pièce close, les gaz toxiques étant toujours moins denses à la surface du sol, il est bon de savoir qu'en s'allongeant par terre, à plat ventre, on a des chances de résister davantage et de donner aux secours le temps d'arriver.

Quand il s'agit d'explorer une fosse, une galerie, un puits suspects, où l'atmosphère peut être viciée, il est indispensable de vérifier la qualité plus ou moins respirable de l'air à l'aide d'une lanterne, descendue dans la profondeur : si, au bout d'un quart d'heure, la lumière n'y diminue pas d'intensité, le travail est sans danger. Si, au contraire, elle s'éteint ou baisse sensiblement, il y a lieu de ventiler, d'assainir l'excavation : on bouche alors les ouvertures, sauf un espace suffisant pour introduire un tuyau de poêle atteignant le fond; et on allume, autour de l'extrémité supérieure, émergente, de ce tuyau, des

charbons disposés sur une grille, créant ainsi un appel
d'air épurateur. On peut encore absorber les gaz dangereux, en projetant plusieurs seaux d'eau de chaux (30
grammes de chlorure de chaux par litre), ou du sulfate
de fer dissous dans partie égale d'eau.

Quand un sauveteur veut porter secours à un acci-
denté, il attache une corde à sa ceinture, et se fait des-
cendre, muni d'un bâillon, imbibé d'eau de Labarraque
(eau chlorée), et d'une deuxième corde, terminée par un
crochet, pour ramener la victime sans retard.

Les soins aux *asphyxiés* permettent d'assister
parfois à des résurrections quasi-miraculeuses;
car la mort peut ne survenir qu'après un laps de
temps assez long.

Pour les *noyés*, se garder du préjugé qui consiste à les suspendre la tête en bas. Les allonger,
couchés sur le côté, pour faciliter l'expulsion de
l'eau ingérée, et nettoyer la bouche, s'il y a lieu;
puis, réchauffer le corps à l'aide de frictions, de
boules d'eau chaude, de couvertures, flageller le
visage avec des linges mouillés, et pratiquer la
respiration artificielle. (Voir chapitre V : *Trois
talents utiles au Poilu.*)

Pour toute *victime des gaz méphitiques ou toxiques*, l'essentiel est le grand air; les flagellations
de la face, les frictions, la respiration artificielle
sont également indiquées; mais il convient d'éviter
les lits trop chauds, et il ne faut jamais faire boire
le malade avant le rétablissement complet du jeu
des poumons.

Morsures et Piqûres envenimées.

Pour les *moustiques, cousins, puces...*, un badigeonnage de teinture d'iode, de solution de formol à 1/10e, ou de sublimé à 1/1000e, suffit en général à calmer l'irritation locale. (Voir chapitre II : *Epidémies...*)

Pour les *abeilles*, *guêpes*, même chose; mais il faut extraire le dard, qu'on parvient à faire émerger aisément, en appuyant au pourtour de la piqûre avec une clef creuse.

Pour les *vipères*, *scorpions*, *serpents*..., il est bon que la blessure saigne, et l'application d'une petite ventouse aspire à merveille; à son défaut, la succion avec les lèvres, nullement dangereuse à condition de ne pas avoir d'écorchure dans la bouche. On lie le membre au-dessus de la plaie avec une bande modérément serrée, pour empêcher la dissémination du virus, et on lave avec de l'alcool ou de l'eau-de-vie si possible, à la rigueur avec du vin, faute de mieux. Enfin, on pratique une cautérisation, qui doit être confiée au médecin; en cas d'impossibilité, une pointe de feu de fortune peut être exécutée avec un clou chauffé à blanc, ou avec la mèche d'un briquet.

Pour les *chiens enragés*, le traitement d'urgence est identique au précédent, et le malade relève ensuite également du major, et surtout... du vétérinaire, car l'autopsie de l'animal coupable décide des soins ultérieurs. Un chien suspect se reconnaît à sa démarche titubante, craintive, à ses aboiements et grognements rauques, à sa salive bavant, que les contractions de la gorge l'empêchent d'avaler, ce qui a répandu la croyance erronée à l'hydrophobie, la bête ne fuyant pas l'eau, mais étant incapable de boire.

Un procédé de défense pour un homme désarmé, en face d'un chien enragé, peut parfois rendre service, et nos Poilus jouissent, certes, du sang-froid peu banal, nécessaire en la circonstance; bien entendu, ce n'est qu'un pis aller, faute d'une arme à portée. — Entourer rapidement son bras gauche d'une étoffe épaisse, enroulée et serrée, capote, vareuse, etc...; et, le genou à terre, présenter le bras, ainsi protégé, à l'animal qui le saisit à pleine gueule; à ce moment précis, de la main droite libre, étreindre la gorge du chien, et la serrer de toutes ses forces : l'ennemi paralysé ne peut plus mordre, et meurt étranglé en quelques secondes.

Coupures, Piqûres et Bobos divers : mal blanc, furoncle, anthrax, tournioles, panaris, etc...

Il est une série de *Bobos*, inoffensifs en eux-mêmes, que les conditions spéciales de l'existence des Poilus (malpropreté inévitable, fatigue), affaiblissant la résistance de la santé, peuvent aggraver, et que certains préjugés courants, des traditions thérapeutiques populaires transforment trop souvent en désastres irréparables.

Sans parler des applications bizarres ou charlatanesques, sur les plaies, de toiles d'araignée ou d'urine, sur les inflammations et les « dépôts à faire fondre », de « pommade du Bossu », de cataplasmes fantaisistes au jus d'escargot ou de limaces, voire à la bouse de vache, etc..., la plupart de nos hommes n'hésitent pas à s'opérer eux-mêmes ou à recourir aux bons offices d'un camarade. Tantôt, c'est une ampoule qu'on traverse d'un fil ou de la pointe d'un canif; tantôt un mal blanc ou tourniole, qu'on ponctionne avec des ciseaux à ongles; tantôt une écharde, une épine à extraire du doigt, et le bon copain farfouille les chairs pendant un quart d'heure d'un coutelas ébréché ou rouillé...

Ce sont là des habitudes déplorables contre lesquelles on ne saurait trop s'élever. C'est ainsi que les bobos dégénèrent, et le mal blanc, devenu panaris, tourne en phlegmon, si bien que tous les chirurgiens, au cours de leur carrière, ont am-

puté des bras à la suite de simples piqûres d'aiguilles, soignées par des commères, des guéris-
seurs ! !

*Les Consignes à adopter peuvent se résumer en
deux paragaphes :*

1° *Toute piqûre, coupure ou écorchure accidentelle doit être traitée méthodiquement :* d'abord,
nettoyage et savonnage de la peau, le vin pouvant
remplacer l'eau suspecte; puis, après avoir fait
saigner, badigeon de teinture d'iode. Le pansement individuel, constamment à la portée du soldat, met à sa disposition plus de matériaux stérilisés qu'il n'en faut d'ordinaire pour protéger un
bobo. Mais, à la rigueur, faute du nécessaire, il
peut être utile de savoir improviser. Deux procédés sont bons à connaître : le premier consiste à
faire bouillir un mouchoir ou un linge dans l'eau
salée pendant dix à quinze minutes; le second, à
stériliser le linge (de préférence récemment les-
sivé) avec un fer à repasser brûlant, ou une tige
métallique chauffée, employée à la manière du fer.

2° *Dès que la moindre tache blanche suspecte
apparaît sur une rougeur, ou même avant, si le
plus minime élancement douloureux s'y manifeste,
il faut recourir au médecin, et le laisser agir, sans
attendre,* comme on a tendance à le faire, d'après
le préjugé que « l'abcès n'est pas mûr »; c'est une
erreur souvent fatale. L'incision gagne toujours à
être précoce, tant pour abréger les douleurs que
pour empêcher les complications.

Se défier particulièrement des bobos de la main
siégeant au pouce ou au petit doigt, et des bobos
du visage à la lèvre, au nez, à la joue. Enfin, tenir
compte des glandes enflammées et sensibles sous
le bras, dans l'aine, au cou, qui traduisent une
vive irritation dans les zones correspondantes du
corps.

Brûlures.

Les brûlures varient de degré, de la simple rougeur avec ou sans ampoules, à des plaies avec destruction profonde des tissus. Ce sont des plaies ordinaires, particulièrement douloureuses, et, comme un pansement ne saurait s'improviser en l'espèce, il n'y a rien à tenter par soi-même : le médecin seul peut agir.

Cependant, pour apaiser la souffrance, en cas d'éloignement du poste de secours, l'application de vaseline, recouverte de linge stérilisé par l'ébullition dans l'eau, ou, faute de mieux, par un repassage énergique au fer chaud, pourrait constituer, à la rigueur, un enveloppement d'attente.

Incendies de vêtements, de paille, etc...

Conserver son sang-froid, et ne pas s'attarder à crier : « Au secours ! », ni courir de côté et d'autre, le mouvement activant le feu. Se jeter et se rouler à terre, en s'entortillant de couvertures pour étouffer les flammes. Dans tout abri incendié, les sauveteurs devront ménager, autant que possible, les ouvertures restées closes : ne pas enfoncer les fenêtres, par exemple, ce qui crée des courants d'air ventilant le foyer comme un soufflet. L'eau ou la terre, suivant les circonstances, servent à éteindre le feu qui couve sournoisement, et toute fumée persistante mérite d'être surveillée de près.

Commotions Électriques.

Le premier souci doit être d'interrompre ou de détourner le courant, s'il se peut. Ne rien toucher;

ne pas s'approcher du sinistré pour lui porter secours, si l'on est vêtu d'habits mouillés ou humides. En cas d'urgence extrême, il est parfois possible de manier le blessé à distance, grâce à l'intermédiaire de barres de bois sec, d'un nœud coulant fait avec une corde bien sèche. Des gants de laine, de caoutchouc, quand il s'en trouve à portée, la paille, le papier très secs, étant mauvais conducteurs de l'électricité, peuvent servir d'isolants; mais il est prudent de n'entrer en contact, malgré tout, qu'avec les vêtements de la victime.

ANNEXE

Les Gaz Asphyxiants et Toxiques des Boches.

Dès l'apparition sur les champs de bataille de nuages empoisonnés, émis des tranchées boches, nos chimistes français se sont mobilisés, et consacrés à l'étude des moyens pratiques de protection contre les gaz employés et les gaz susceptibles de l'être, qui tous leur étaient connus depuis longtemps. Les laboratoires ont envoyé des missions pour capter des échantillons; les obus non éclatés ont fourni les liquides dont l'ébullition au contact de l'air dégage des vapeurs asphyxiantes; les prisonniers ont livré les exemplaires successifs des divers masques imaginés par l'ennemi, et le granulé de leur groin de porc a été analysé. Nos adversaires ne peuvent exploiter aucun secret contre nous. Rien n'a été négligé pour la défense de nos soldats, et la question capitale de préservation a permis à nos inventeurs de prouver leur supériorité.

Le Masque français a le mérite de donner une sécurité absolue; les tissus dont il est constitué sont imprégnés de substances chimiques qui neutralisent les toxiques; et il a l'avantage de garantir l'homme, sans qu'il ait besoin d'y toucher, pendant une période de temps au moins double de celle que l'appareil boche peut assurer : au bout de trente minutes environ, la cartouche de granulé allemand est usée, doit être dévissée et remplacée.

Le Service de Santé a édicté une sorte de code de l'ensemble des mesures protectrices : organisation des tranchées et des abris, mise en œuvre du matériel (pulvérisateurs Vermorel, pétards de poudre, fagots, pétrole, hyposulfite de soude, etc...). Il a formulé des consignes générales, publiées sous forme de Circulaires, et affichées dans le secteur de chaque Armée, résumées en quelques préceptes simples et suffisants : le Poilu n'a qu'à s'y conformer.

Le présent Chapitre est la reproduction des affiches réglementaires, avec une annexe indiquant les premiers soins à donner aux victimes :

1º Consulter chaque jour l'état du ciel et les girouettes, spécialement aux approches de la nuit, l'obscurité étant propice aux attaques par surprise. Le commandement veille, les guetteurs sont à leurs postes; mais chacun doit observer pour tous.

— Par temps sec, avec un vent franchement orienté vers nos tranchées. — Se tenir sur ses gardes : vérifier l'état du masque, graisser les verres de lunettes (crayon antibuée). Contrôler les appareils Vermorel et leur fonctionnement, faire le plein; compléter dans le matériel les accessoires qui manquent (toiles, pétrole, fagots, pétards, etc...).

— Les temps brumeux, les brouillards, qui dissimulent l'approche des nappes gazeuses, réclament une vigilance particulièrement attentive, tandis que la pluie et le froid, qui s'opposent à la progression et à l'émission des gaz, sont plutôt rassurants.

— Quel que soit le temps, garder son masque sur soi; ne jamais s'en séparer.

2º Ce qu'il faut faire, dès le signal d'alerte :

— Appliquer de sang-froid, immédiatement, sans retard, le masque et les lunettes, ajustés correctement, hermétiquement. Il est dangereux d'attendre la venue du nuage pour se munir de l'appareil, car les effets du gaz peuvent se faire sentir à distance.

— Tous les hommes doivent avoir été convaincus de l'efficacité du masque, et s'être exercés d'eux-mêmes à l'avance : ils sont les premiers intéressés à avoir la main preste et sûre, la nuit comme le jour. Les seules unités qui aient été éprouvées par ces attaques sont celles où l'affolement, la panique ont empêché les soldats d'adapter leurs appareils.

— S'assurer que les camarades voisins ont entendu le signal d'alerte, et prêter la main aux maladroits.

— *Demeurer impassible à son poste,* laissant passer la vague, exécutant les consignes prescrites.

— Concourir à l'allumage des foyers; attiser leurs flammes, et tirer sur la nappe de gaz, pour faire barrage.

— Dans les abris, fermer avec soin les rideaux de toile à l'entrée, et les humecter d'eau ou de solution d'hyposulfite de soude.

3° Ce qu'il ne faut jamais faire :

— *Ne jamais s'apeurer, courir, crier, s'agiter,* et surtout ne pas essayer d'échapper par la fuite à la vague, qui rattrape inévitablement, terrasse et tue les fuyards hors d'haleine. En se déplaçant dans le même sens que le nuage, on y demeure naturellement exposé plus longtemps que si on demeure immobile, sur place.

— *Ne jamais mouiller les compresses, le bâillon de l'appareil,*

— *Ne jamais se réfugier dans les abris* restés ouverts, non plus que dans les sapes, souterrains, dépressions..., où des poches de ces gaz, plus lourds que l'air, s'accumulent et subsistent parfois un temps assez long.

— *Ne pas se débarrasser trop tôt du masque protecteur :* il faut s'attendre toujours à une série de vagues qui se succèdent. A cet égard, en raison de l'incommodité, de la gêne respiratoire que procure l'appareil, il est bon de s'exercer au préalable à sa tolérance progressive.

4° Premiers secours aux victimes :

— Eviter aux malades, même aux plus valides

en apparence, les efforts, tout mouvement, la marche, même quelques pas.

— Relever tout homme tombé dans la tranchée, qui, sans cela, est condamné à mort, et assurer son évacuation directe la plus rapide.

— Protéger les victimes contre les refroidissements : couvertures, boissons chaudes abondantes....

— En cas d'urgence dans l'état du malade, l'inhalation d'oxygène, l'application de ventouses, si on est à même de les employer, peuvent être essayées sur-le-champ.

CHAPITRE IV.

LES BLESSÉS.

Tout blessé doit, en principe, être secouru par les brancardiers de sa compagnie. En pratique, dans les tranchées, la camaraderie a souvent lieu de s'exercer, les hommes étant espacés sur un front étendu; la solidarité est, d'ailleurs, une vertu méritoire du soldat français, poussée par certains jusqu'au plus noble esprit de sacrifice. Encore faut-il que d'excellentes intentions ne soient pas involontairement nuisibles au prochain.

C'est avec l'idée de faciliter les services à rendre, de mettre en garde contre les bévues, erreurs ou maladresses, qu'ont été rédigés les simples *Préceptes généraux* qui suivent :

Préc. 1. — *Le soldat doit toujours s'attendre à être blessé, et entretenir son corps dans les conditions les plus favorables à la guérison.* Ce principe impose un certain nombre de précautions préventives : la propreté du corps, véritable vaccin contre les complications des plaies, avec une exigence particulière pour la toilette fréquente des jambes et des pieds; le renouvellement du linge dans la mesure possible; enfin. le port des cheveux courts, et la garantie constante du casque en acier, réglementaire (d'autres modèles, d'un métal moins résistant, sont en vente, et, constituant une protection insuffisante, ils deviennent, au contraire, une cause d'aggravation des blessures du crâne). Les chirurgiens ont bien assez à lutter contre les délabrements des projectiles, les souillures inévitables par des débris de capotes terreuses, de molletières et godillots encroûtés d'ordures, sans que des réserves de crasse sur la peau créent d'avance des foyers d'infection tout prêts.

Le Poilu doit toujours porter sur lui son paquet de pansement individuel, dans la poche réglementaire : poche intérieure gauche de la capote pour le fantassin, du veston pour l'artilleur; poche droite du cavalier. Il doit avoir lu et compris la notice explicative, inscrite sur l'enveloppe extérieure.

Préc. 2. — *Tout Blessé doit être étendu à plat au plus tôt, et on évitera de parti pris les secousses, les cahots, les transbordements inutiles.* Il faut excepter, au cours d'actions de guerre intensives, avec menace d'encombrement, les blessures légères du membre supérieur ou superficielles du tronc, et mettre à part certaines natures d'une trempe spéciale, cœurs d'élite ou sensibilités émoussées, qui, leur pansement fait, gagnent par leurs propres moyens les postes d'évacuation de l'arrière. Il y a lieu, en effet, de tenir largement compte de la mentalité propre au blessé qui, conscient de son infériorité, inapte à se défendre, s'apeure et s'énerve subitement, le plus brave étant obsédé d'une impatience fébrile de fuir le champ de bataille. C'est au major responsable, servi par son coup d'œil, son flair, s'inspirant des circonstances variables, de savoir adopter les décisions opportunes.

Préc. 3. — *Pour tout Blessé, le plus urgent est son évacuation sur la formation sanitaire où il sera définitivement hospitalisé et soigné.* La consigne est donc, sans hésitation, le transport immédiat du blessé au poste de secours, première étape nécessaire, car un retard de quelques minutes est souvent une question de vie ou de mort, l'enjeu d'une intervention. On prendra la précaution de décharger les armes (fusil, revolver...), qui doivent suivre le soldat évacué.

Préc. 4. — *Pour soulever, manier et déplacer un Blessé ou malade qui a l'usage de ses bras, un homme seul, de vigueur moyenne, peut suffire,* à moins de fracture grave ou compliquée du membre inférieur, nécessitant le concours d'un aide qui soutient le segment fragile isolément. C'est affaire d'adresse et non de force : on passe une main sous le siège, l'autre, sous les cuisses du blessé qui croise ses deux mains derrière la nuque du porteur sans comprimer le col, et se suspend, s'arc-boute ainsi à bout de bras; le moindre effort permet alors de charger, avec la plus grande aisance, un homme, même de poids lourd. C'est une manœuvre pratiquement intéressante, car elle supprime les mouvements combinés, associés, dont le moindre désaccord provoque des douleurs et des soubresauts nuisibles à la blessure.

Pour soulever et transporter, seul, un homme qui ne peut pas s'aider, recourir au procédé suivant : l'homme étant accroupi, agenouillé, passer sous ses genoux une bande, une sangle ou une courroie, dont les deux chefs, croisés sur sa poitrine, passeront chacun sous une de ses aisselles. Le porteur s'accroupit à son tour, en tournant le dos vers le dos du malade, et le soulève, dos à dos, grâce aux deux chefs de la courroie qui, émergeant des aisselles du camarade, prennent appui sur ses épaules à lui. Le porteur peut même se ceinturer d'un ou plusieurs tours avec les extrémités de la courroie-support, et les attacher ensemble, gardant ainsi les mains libres.

A deux, les procédés de transport sont multiples, et l'ingéniosité, suivant les circonstances, se donne libre carrière; car les boyaux étroits et sinueux rendent souvent la besogne malaisée. Deux bâtons et une toile de tente suppléent plus d'une fois au brancard, incommode dans les tournants. *Quel que soit le système adopté, deux recommandations sont à retenir : les deux porteurs ne doivent jamais partir du même pied*, mais l'un du droit et l'autre du gauche, afin d'éviter au blessé le balancement du pas cadencé; d'autre part, *en montant les côtes, la tête du malade doit être en avant*, en les descendant elle doit être en arrière pour rester plus élevée que les pieds (à moins d'indication spéciale).

Préc. 5. — *Si l'obligation se présente de déshabiller un Blessé*, il convient de commencer par dégager le membre sain, dont les mouvements sont libres; on évite ainsi des souffrances et des dégâts aveugles.

Préc. 6. — *Tous les Blessés ont soif.* C'est charité de les abreuver, sauf en cas de plaie du ventre, ou s'il y a des vomissements; à moins, bien entendu, de prescription médicale (se défier des dires du malade). Le rinçage de la bouche à l'eau alcaline (Vichy, même artificielle), fraîche, sans avaler, apaise fort bien la sécheresse des lèvres et du gosier.

Préc. 7. — *L'entourage d'un Blessé doit savoir ne rien faire, savoir attendre* (en cas, par exemple, d'accès impossible du Poste de secours). Résister à l'impatience du malade, à la vaine curiosité et à la tendance qui sollicite les spectateurs à s'improviser médecins, est parfois une tâche héroïque !

Préc. 8. — *En présence d'un homme sans con-naissance et sans blessure apparente*, évacuer d'urgence sur le Poste de secours, sans s'attarder à des recherches quelconques.

Préc. 9. — *En cas de force majeure* (le Major étant tué, ou le Poste de secours restant inaccessible pendant plus de vingt-quatre heures, par exemple), *s'inspirer de la plus grande prudence : avant tout, ne jamais nuire.*

Si la blessure est apparente, se contenter de la recouvrir d'un pansement protecteur contre les souillures extérieures, en évitant de toucher la surface des compresses qui entre en contact avec la plaie; fixer le tout avec une bande modérément serrée. Si nul indice positif n'est perceptible, procéder d'abord, sans bavardage, à un interrogatoire succinct : Quels sont le, ou les points douloureux? le blessé se sent-il mouillé? y a-t-il hémorragie? D'après cet aperçu et une enquête superficielle, s'il faut découvrir le siège du mal, s'éclairer d'un large coup de ciseaux à travers les vêtements, mais avec la précaution d'inciser dans le sens des coutures et de ne pas sectionner à tort et à travers. Le moment venu du transport à l'ambulance, les déchirures inconsidérées ne permettent pas de recouvrir le Blessé qui, à demi dévêtu, est exposé à un refroidissement, complication toujours redoutable.

En aucun cas, on ne doit s'exposer à envenimer la plaie, à y importer des germes qu'elle ne contient pas : donc, pas de lavage suspect, le minimum de tripotages avec des mains ou des instruments quelconques. Si, par aventure, il faut détacher un linge adhérent, verser à petit jet de l'eau bouillie simple, ou, faute de mieux, de l'eau stérilisée avec quelques gouttes de teinture d'iode (quatre ou cinq gouttes pour un litre). A l'inverse des idées courantes, le savon de Marseille peut être employé sans crainte, et il convient d'être ménager d'antiseptiques, que le médecin seul peut choisir et doser opportunément. Tout ustensile, cuvette, assiette ou instrument, susceptible d'être en contact plus ou moins direct avec une blessure, doit être désinfecté au dernier moment, et pratiquement, rien ne vaut le flambage : quelques gouttes d'alcool y suffisent, sans qu'il soit nécessaire de le gaspiller et de détremper l'acier, par exemple, comme le font souvent des novices bien intentionnés. La propreté des mains de l'opérateur est essentielle malgré la « défense de toucher » : lavage à l'eau bouillie avec savonnage et brossage énergique, insistant au niveau des ongles taillés court, rinçage à l'alcool et badigeon de teinture d'iode à l'extrémité des doigts, telle est la formule idéale, plus ou moins réalisable dans les tranchées, où il est parfois obligatoire de remplacer l'eau par le vin, l'alcool par l'eau de Cologne, etc...

Les seuls gestes licites se borneront à éliminer prudemment, à déblayer tous objets de propreté douteuse voisins des plaies, en se gardant de rien jeter qui puisse renseigner le chirurgien, et aussi de déplacer ou d'extirper des chairs le moindre corps étranger, le plus petit caillot..., même s'ils paraissent y inviter : une hémorragie foudroyante ou tout autre incident fâcheux pourrait provoquer des remords tardifs.

Il est parfois nécessaire d'improviser, et les pansements stérilisés peuvent faire défaut. Deux procédés sont susceptibles de rendre des services pour fabriquer extemporanément un pansement stérile : *ébullition* de linges quelconques, mouchoirs par exemple, dans l'eau, salée si possible, pendant vingt minutes; ou *repassage au fer chaud brûlant* des compresses d'occasion.

Préc. 10. — *Recommandations spéciales aux blessures des diverses régions :*

A la tête, ne jamais entourer le cou avec la bande d'un pansement : on s'expose à provoquer un véritable étranglement, avec accidents d'asphyxie.

Les blessures *de la poitrine* sont impressionnantes : soit par les crachements de sang (voir Chapitre III), soit par la gêne respiratoire, qui exige le plus souvent l'attitude assise du Blessé, le dos calé, soutenu. Un bandage, fortement serré autour du corps, suffit souvent à soulager l'oppression. Suggérer le calme, épargner tout effort, imposer le silence.

Pour les plaies *du ventre*, deux règles générales : l'immobilité, et l'abstention d'aliments ou boissons.

Aux membres, les pansements doivent, de parti pris, en principe, englober les mains ou les pieds; car — surtout s'il faut serrer, exercer une compression, — tout enveloppement, tout enroulement de bande doit débuter par l'extrémité, pour remonter vers la racine du membre. Un bandage incomplet, ou inégalement serré, produit de l'enflure et de l'engourdissement dans l'extrémité libre.

Au membre supérieur, quelle que soit la lésion, le bras sera immobilisé, sans brusquerie ni violence, le coude plié, l'avant-bras soutenu par une écharpe, ou le poignet passé dans l'intervalle des boutons de la capote, « à la Napoléon ».

En cas de blessure *du membre inférieur*, tenter de se relever et de marcher est une sérieuse imprudence, qui risque de compliquer grièvement la situation, spécialement en cas de fracture.

Pour toute plaie, le contact de l'urine ou des matières fécales est un grave danger. Le blessé doit donc résister de son mieux aux besoins qui risqueraient de souiller une blessure voisine (fesse, cuisse...), et l'entourage doit l'aider à se préserver de ces sortes d'aventures.

C'est peut-être ici le lieu de faire justice d'un antique préjugé : malgré l'histoire de saint Roch, la langue des chiens est dénuée de toute vertu cicatrisante pour les plaies, et leur salive est au contraire une source d'infection.

Préc. 11. — *En cas de Fracture évidente ou probable, de cassure d'un os*, comme de contusion, entorse ou luxation d'un membre, avant d'en opérer la cure, il faut reconnaître la nature exacte du mal, et trop de blessés crédules restent infirmes, estropiés à jamais par les manœuvres aveugles de rebouteux, dont la science pèche par la base, c'est-à-dire par l'ignorance de l'anatomie, qui les expose à des erreurs grossières, à des confusions lamentables. Il n'en est pas moins des services appréciables que chacun peut rendre en cas d'accident de ce genre, ne serait-ce que d'improviser, avant le transport, une attelle de fortune, servant de tuteur, qui épargne de la douleur et même certaines complications.

Pour se faire une idée de la lésion, on compare le membre blessé au membre sain : les déformations, les inégalités de longueur ressortent avec évidence. S'il y a doute sur la réalité de la cassure, on se comporte comme si elle existait, car on ne regrette jamais un excès de précautions. On s'applique donc à soutenir, à immobiliser les fragments dans une sorte de lit ou de gouttière, combinés impromptu : comme matériaux, du carton, des planchettes, voire des fourreaux de baïonnettes, rembourrés de pansements individuels, liés avec des mouchoirs, tout est bon. Il suffit de contenir et de maintenir : jamais on ne doit chercher à redresser la brisure, à corriger les déplacements; un fragment, une esquille, pourrait perforer la peau. Or, une loi à retenir est la bénignité des fractures simples, relativement aux fractures dites ouvertes, c'est-à-dire compliquées de plaies qui peuvent être souillées : le contact de la terre, de la paille, du fumier .., sont à éviter particulièrement.

Préc. 12. — *En présence d'une Hémorragie,* conserver son sang-froid, et ne pas se laisser impressionner par la perte apparente de sang, qui en impose généralement pour plus abondante qu'elle n'est en réalité : avant de formuler une évaluation, se rappeler que le chiffre approximatif de la masse sanguine, chez l'homme, ne dépasse pas 4 à 5 litres.

L'habitude s'est heureusement perdue, même dans le public, à la moindre écorchure qui saignait, d'extraire, du fouillis d'un tiroir où ils sommeillaient dans chaque demeure, le morceau d'amadou et la fiole de perchlorure de fer consacrés : ils sont remisés avec l'arnica, et le médecin seul a le droit de recourir aux drogues qui peuvent être efficaces.

Il faut pourtant prévoir certaines circonstances où les spectateurs ne sauraient rester indifférents, inactifs, et qui justifient au moins une tentative.

En cas d'Hémorragie superficielle par un orifice petit ou médiocre, flamber un tampon d'ouate (on allume un tampon d'ouate, et aussitôt on éteint en soufflant : le feu n'a pas le temps de le consumer et le purifie suffisamment). Avec ce coton légèrement roussi, ou, à son défaut, avec le doigt, badigeonné de teinture d'iode ou d'alcool, comprimer le point qui saigne, en appuyant la pulpe de l'index, immobile, jusqu'à arrêt du sang par formation d'un caillot. Au bout de quatre à cinq minutes, on s'assure du résultat en relâchant un peu la pression, quitte à insister, s'il est besoin. Cette compression digitale, pour être simple, n'en est pas moins un procédé technique usuel qui a fait ses preuves, et auquel le médecin même a souvent recours. L'hémorragie jugulée, un pansement compressif peut remplacer le doigt, et constituer une garantie provisoire, suffisante jusqu'à l'intervention du major.

Même dans des plaies vastes, anfractueuses, où saigne une artère assez volumineuse, cette méthode rend des services, à condition que le secours du chirurgien ne tarde pas trop.

S'il s'agit des grosses artères, des troncs principaux du bras ou de la jambe, qui restent béants, pissant de tout leur calibre, à jet saccadé, la main experte du chirurgien est indispensable, car, pour être efficaces en pareil cas, les manœuvres de compression doivent s'exercer en des points anatomiquement précis, souvent difficiles à repérer. A peine est-il judicieux, dans ce Manuel, d'indiquer : qu'il faut toujours comprimer les artères en amont de la plaie, c'est-à-dire entre la plaie et le cœur; que la compression doit être énergique, puissante, les gros vaisseaux étant dissimulés dans la profondeur, abrités sous des muscles épais; que l'artère du bras doit être cherchée à sa face interne, dans le creux de l'aisselle, où la pulpe des doigts — la main embrassant le membre — perçoit les battements artériels et peut tenter de comprimer le vaisseau contre l'os. De même, à la cuisse, l'artère peut être cherchée et refoulée sur la surface osseuse sous-jacente, dans sa gouttière musculaire, un peu en dedans de la ligne médiane, à quatre ou cinq travers de doigt au-dessous du pli de l'aine. Mais de tels succès seraient des tours de force qu'on ne saurait guère encourager qu'en désespoir de cause.

En présence de très grosses Hémorragies, du broiement d'un membre, la Compression Indirecte est plus réalisable et a plus de chances de réussir, à titre temporaire, bien entendu; car, prolongée, elle amènerait la dénutrition du membre et sa gangrène. Elle s'effectue au moyen de liens élastiques qui étreignent toute la circonférence du membre, à plusieurs travers de doigt au-dessus de la plaie, en amont, vers le cœur, et interrompent toute circulation : on utilise un tube de caoutchouc, si possible, ou, faute de mieux, une jarretière, des bretelles, serrées à fond. A défaut de liens élastiques, on se sert d'un mouchoir ou d'une serviette, pliée en cravate, enroulée plusieurs fois autour du membre, et, dans le dernier tour, on introduit l'extrémité d'une baguette de bois solide, longue de 30 centimètres environ, qu'on tourne à la manière d'une vis, de façon à tordre le bandage qui se serre ainsi progressivement; puis, on fixe la baguette en place, solidement maintenue.

Le *garrot* donne un effet analogue : il se compose d'une bande roulée, formant pelote, appliquée sur le trajet du vaisseau qui saigne, et d'une plaque de bois, de cuir, ou de métal, grande comme la paume de la main, qu'on adapte à l'extrémité opposée du diamètre du membre, la pelote et la plaque formant points d'appui pour la compression qu'effectue une bande, un bandage analogue aux précédents. Le garrot ne devant jamais demeurer longtemps en place, on doit toujours signaler les blessés qui en sont porteurs au major ou aux infirmiers.

En cas d'Hémorragie par le Nez, fortuite ou provoquée par une contusion, une fracture, etc., s'il y a urgence, introduire par la narine lésée une lanière de gaze stérilisée, ou de compresse, taillée en étroite bandelette, que l'on tasse prudemment, sans brutalité, dans la fosse nasale; on peut l'imbiber de quelques gouttes d'eau oxygénée, ou de 1 gramme d'antipyrine dissous dans une cuillerée à dessert d'eau. Il est essentiel, en tout cas, de diriger le tamponnement non pas selon la direction extérieure apparente du nez, vers le front; mais dans le sens horizontal d'avant en arrière, le malade étant assis, la tête droite, car la cavité nasale est dans un plan parallèle à la cavité buccale.

CHAPITRE V.

TROIS TALENTS UTILES AUX POILUS.

1° Pose des ventouses.

La pose des ventouses est une petite opération que tout le monde doit être capable d'exécuter, à condition de ne pas abuser de son savoir. Mais la lecture de cette Brochure est faite pour inspirer une sage réserve plutôt qu'une audace inconsidérée, et ce paragraphe offre une nouvelle occasion d'insister sur les inconvénients d'initiatives thérapeutiques irréfléchies. Plus d'une fois, l'irritation de la peau, son altération par un vésicatoire intempestif, par des sinapisations récidivées ou des emplâtres de charlatans..., gêne le médecin et empêche certaines applications qu'il prescrirait. Il faut toujours s'abstenir de semblables bévues, que l'on évitera certainement par l'observance des préceptes formulés dans ce Manuel. C'est justement un avantage des ventouses, comme des badigeons de teinture d'iode, non répétés, de permettre ultérieurement toutes les interventions médicales nécessaires.

Au régiment, en Campagne, on est généralement dépourvu de l'outillage spécial; peu importe : des verres à boire quelconques, de préférence en forme de timbales, suffisent parfaitement. Des gobelets métalliques s'échauffent trop aisément et peuvent provoquer des brûlures.

Pour l'application des ventouses, il faut se garder d'employer l'alcool, de quelque manière que ce soit : même entre des mains expertes, les accidents sont trop fréquents pour qu'il soit logique d'adopter une méthode qui n'offre aucun avantage particulier. Le procédé le plus simple consiste à effilocher d'avance, à l'intérieur d'une série de verres, une bribe d'ouate hydrophile dans chacun, longue et menue, dépassant le rebord supérieur; à la flamme d'une bougie ou de toute autre lumière, on allume l'extrémité saillante du coton qui, en raison de sa ténuité, brûle rapidement; et, tenant le verre par le fond, on l'applique, aussitôt que l'ouate flambe, sur la région choisie, d'un seul coup, en appuyant légèrement, sans brutalité, jusqu'à formation de la voussure de la peau; la mèche est éteinte, avant que la moindre chaleur puisse être perçue, à condition de bien veiller à ce que la circonférence du verre adhère sur tout son pourtour à la surface du corps. Chez les individus amaigris, sur les côtés de la poitrine, en raison de la convexité des côtes, on y prête une attention particulière. Dernière précaution : il convient parfois de raser ou de tondre de près les hommes très velus, car les poils flamberaient, produisant des brûlures douloureuses, et rendraient difficile la mise en place des ventouses, leur adhérence exacte.

A défaut d'ouate, on utilise le papier de journal : il faut alors en découper de minces lanières, et n'appliquer le verre contre la peau qu'au moment où la flamme va s'éteindre.

D'ailleurs, pour être sûr de soi, de sa dextérité, le mieux est de s'exercer sur soi-même : on se fait ainsi la main, sans ennui pour personne.

Les ventouses doivent, en moyenne, être laissées en place quinze à vingt minutes. Le malade doit donc adopter une attitude commode : à plat ventre, la respiration est vite gênée; mieux vaut être assis, et mieux encore, couché sur le flanc; car, malgré que l'opération soit indolore, certains individus pusillanimes sont capables de se trouver mal, ce qui n'arrive pas à une personne étendue dans la position horizontale.

Pour enlever les ventouses, on ne doit jamais les tirer à soi. On se borne à déprimer, avec la pulpe de l'index, l'élevure de la peau sur un point de son pourtour, de manière à l'écarter du rebord du verre et à laisser pénétrer un peu d'air : la ventouse se détache d'elle-même. La peau conserve, pendant quelques minutes, au niveau de l'application, de légères saillies, en forme de macarons, qui ne sont point gênantes d'ailleurs et disparaissent rapidement.

2° Massage.

Le *Massage* est une manœuvre facile ou extrêmement délicate, suivant les cas : il n'y a pas de milieu. Dans les circonstances ordinaires, où le Major a souvent l'occasion de le prescrire, il est à la portée de tous. Il consiste simplement en frictions, exécutées toujours dans le même sens, de bas en haut aux membres, allant de leur extrémité vers le corps; on frotte à pleines mains, sans violence ni brutalité, avec « moelleux ». Jamais le massage ne doit être douloureux, et quand on a soin de commencer par un effleurage léger, en n'appuyant davantage que progressivement, insensiblement, en graduant la pression petit à petit, les points les plus sensibles admettent, en fin de séance, sans la moindre révolte, une malaxation qui, au début, eût été intolérable.

On se sert souvent de vaseline pour oindre les tissus. Quand il se peut, la poudre de talc est infiniment préférable, aussi bien pour la propreté que parce qu'elle ne graisse pas, n'obture pas les pores de la peau.

3° Respiration Artificielle.

Deux procédés sont à connaître; l'un et l'autre ne donnent souvent de résultat qu'à la longue, et il faut persévérer une heure et plus parfois pour sauver une existence.

I. *Tractions Rythmées de la langue.* — Ecarter les mâchoires, les maintenant entr'ouvertes à l'aide d'un bouchon, d'une cale de bois, introduits entre les dents, et attirer fortement la langue au dehors, en l'entourant d'un mouchoir pour qu'elle n'échappe pas à la prise. Exécuter alors des mouvements énergiques de traction d'arrière en avant, hardiment, sans crainte, douze à quinze par minute, avec intervalles réguliers de quelques secondes.

II. *Respiration Artificielle vraie.* — Placer le corps de la victime à plat sur le dos, les épaules légèrement surélevées par un coussin, les pieds soigneusement calés. Nettoyer la bouche et les narines, et faire maintenir par un aide la langue hors des mâchoires, si possible. Debout, derrière la tête du malade, le sauveteur saisit les bras inertes au-dessus du coude, et les ramène assez rapidement en arrière de chaque côté de la tête, les soutenant deux secondes environ dans cette attitude forcée au maximum, mouvement qui tend à dilater la poitrine comme pour une inspiration. Au bout des deux secondes, abaisser les bras et les ramener sur le devant de la poitrine, les coudes serrés au corps, de manière à comprimer les côtes comme pour chasser l'air dans une expiration.

Maintenir cet effort durant deux secondes; et répéter alternativement les deux mouvements successifs décrits, selon une cadence de quinze respi-
rations par minute.

*N. B. — Ces trois Paragraphes, concis et peut-
être arides, comme toute description technique,
donneront sans doute au lecteur une idée de la difficulté réelle qui met l'exécution correcte des opé-
rations médicales, en apparence les plus simples,
au-dessus de la portée des personnes inexpéri-
mentées.*

CHAPITRE VI.

ESQUISSE DU CARACTÈRE DU POILU.

Le *Caractère et la nature du soldat français* se sont adaptés, mieux qu'on ne pouvait le prévoir, à la Guerre actuelle que les Boches nous ont imposée sous une forme qui convient admirablement à leur tempérament, servi et asservi par la stricte discipline dont ils s'accommodent. Ils continuent dans les tranchées la vie de caserne, qui ne leur déplaît pas, tandis que le Français, y sentant moins la bride du gradé et des sanctions disciplinaires, est enchanté de se donner de l'air, et se trouve plus esclave au cantonnement qu'en première ligne.

Nos hommes se sont montrés patients et stoïques, parce que résolus à vaincre. Dès le premier jour, ils ont été convaincus de la nécessité de cette Guerre qu'ils n'ont pas voulue, de la nécessité de la Victoire qu'ils veulent. Ils ont couru au combat, ils ont accepté les tranchées; ils étaient et ils sont prêts à tout, endurants et endurcis à la faim, à la privation de sommeil, au froid, aux intempéries. Mais le naturel dompté revient au galop : le *Gaulois* ne sera jamais un *Teuton*. Ils préfèrent la baïonnette à la pioche, ils sont plus aptes aux initiatives de la lutte à découvert, en rase campagne, plus enclins à l'offensive, qu'à une défensive de taupes terrées en des cavernes, qu'à une besogne de terrassiers nocturnes.

Le Français est svelte, agile, délié; l'Allemand est carré, lourd, massif. Les Boches ont eu le talent, en conduisant la guerre à leur guise, de « lancer une mode », conforme à leur constitution, à leur nature, si bien que leurs défauts mêmes les avantagent.

Nous, au contraire, nous avons dû nous adapter. Rien d'étonnant donc s'il nous reste, pour triompher, des progrès à réaliser, des qualités à susciter chez nos soldats. Le sol est fécond, la semence y germe volontiers et porte vite ses fruits; mais le terrain est capricieux, et il faut le bien connaître pour y jeter la graine adroitement.

La caractéristique du troupier français est un amour-propre géant, excessif, qui le pousse à l'héroïsme, et qui naturellement a des revers, parfois imprévus.

C'est ainsi que l'amour-propre est, en grande partie, responsable de l'inconfort et de l'insécurité relatifs de nos tranchées, boyaux, abris; il explique l'incurie des hommes à les améliorer. Tandis qu'en une nuit les Boches organisent une zone nouvellement conquise, et s'y installent avec l'ordre le plus parfait, d'après un plan déterminé d'avance, sous la discipline des cravaches et des bottes de leurs sous-officiers, les nôtres trouvent délicieusement malin de bénéficier du labeur et de la besogne d'autrui. C'est une joie pour eux, un bon tour joué aux Allemands; on leur a chipé leur logis : « Ote-toi de là que je m'y mette. »

En vertu de ce système, nos soldats improvisent et aménagent, sans plus de façons, le campement et les postes d'où ils viennent de chasser l'ennemi; ils ne prennent souvent même ni le temps, ni la peine de changer l'orientation des ouvertures d'abris connus, pointés, repérés. Ils y dorment insouciants, naïfs au point de s'étonner presque de l'explosion toute proche d'une marmite qui les réveille en sursaut; et ils invectivent les Boches, sans jamais que l'avertissement leur serve vraiment de leçon. Nos gaillards ne consentent à travailler de bon cœur qu'aux ouvrages de défense vitale du secteur, réseaux de fil de fer, chevaux de frise..., les plus exposés d'ailleurs au feu des mitrailleuses : c'est dire que ces flemmards ne boudent pas devant le danger. On les accuse parfois de paresse, c'est injuste, excessif, mais ils se refusent à besogner en tâcherons, et se prêtent mieux aux coups de collier. Quant à l'adresse, lorsqu'ils s'en mêlent, ils sont aussi bons ouvriers et meilleurs que les Boches, souvent avec un outillage de fortune, un matériel défectueux.

En réalité, *le Français redoute uniquement d'être dupe, de « passer pour une poire »*. S'il hérite d'un secteur mal organisé, il ne remuera pas le bout du petit doigt pour y remédier, se bornant à pester contre ses prédécesseurs, indifférent à l'opinion des camarades inconnus qui le remplaceront. C'est un égoïste d'une variété spéciale, qui craint d'être exploité, qui refuse de travailler pour autrui, ne voulant peiner qu'à son profit. Et cette obstination naît de son *amour-propre*, car en revanche, il se ferait tuer pour *son* régiment, *son* bataillon, *son* escouade, *son* sergent, les plus beaux du monde à ses yeux, et c'est évidemment l'amour-propre qui lui inspire cette solidarité restreinte. Egoïste par amour-propre, son amour-propre seul musèle cet égoïsme et le rend apte aux dévouements sublimes.

Ce triomphe de la solidarité sur l'instinct d'égoïsme est lié aux sentiments de camaraderie et surtout à l'empreinte des traditions, toutes-puissantes à la caserne, misères et souvenirs communs, débauches et punitions partagées... N'est-ce pas au nom de l'esprit de tradition, joint à l'amour-propre, que tout régiment se fait un point d'honneur d'abandonner les divers cantonnements qu'il occupe dans un état de malpropreté infecte, ignominieuse? Il est de bon ton, en arrivant, de couvrir d'injures les occupants de la veille et il est normal de laisser, le lendemain, ses ordures aux nouveaux venus. Ce serait être vraiment le dindon que de faire le vidangeur pour les autres ! Simple trait des mœurs militaires, bien caractéristique, qui pourrait s'améliorer sans nuire à la force des armées...

Supprimer les errements de la routine, et ouvrir la porte à des innovations avantageuses, est toujours possible, quitte à se servir, sans le laisser voir, des défauts mêmes de ceux qu'il s'agit de perfectionner. C'est ainsi que dans des corps d'élite, réputés peu dociles, en fouettant l'amour-propre de leurs hommes, en le flattant, certains chefs, adroits et avisés, savent mener des diables déchaînés, les contrarier même, et s'en faire adorer malgré tout : ils savent détourner une tempête qui couve, offrir la détente nécessaire à une agitation qui gronde, assouvir une frénésie en lui désignant une proie, transformer une menace redoutable en une farce joyeuse ou une folie héroïque; ils savent aussi modifier favorablement, sans paraître y toucher, des traditions malsaines. Avec un : « Vous ne voudriez pas qu'on dise que les zouaves, que les chasseurs sont des cochons !! » tels officiers bien inspirés ont obtenu des merveilles inattendues de leurs troupes. Question de tact, de savoir-faire : il y a la manière, il faut étudier ses soldats et deviner leur point sensible. Il convient de ne pas oublier que le grand ressort humain est l'égoïsme, l'intérêt personnel, l'amour de son bien-être, et de savoir présenter parfois les tâches les plus rebutantes sous leur jour utilitaire.

Ainsi l'amour-propre a sa face et son revers, vice ou vertu suivant les cas.

Au combat, il est superbe et crâne cet amour-propre du Poilu, qui nous vaut des braves, intrépides en face du danger, pleins de « cran » et toujours de belle humeur, des volontaires qui se disputent les missions de confiance, des pur sang qu'on n'attache pas à leurs mitrailleuses; ils rueraient ! Oui, certes, il fait de fiers gars ! il est même exagéré parfois et dépasse la mesure, quand il frise la forfanterie, la bravade niaise, l'inutile témérité. Au temps des arquebuses, les maréchaux, avant l'assaut, se saluaient de leurs chapeaux à plumes. A une pièce de canon, on ne fait pas de politesses ni de chevaleresques avances; avec des masses de fonte de 100 kilogrammes qui déciment une compagnie à 10 kilomètres de distance, c'est la force brutale dans toute sa laideur, sa stupidité, c'est la puissance destructive anonyme. Aussi les dames n'assistent plus aux batailles du haut des donjons. La galerie, c'est le Boche qui guette et ricane, à l'abri de ses créneaux, quand un ennemi tombe. Pour être vainqueur, il faut commencer par ne pas se faire tuer.

L'amour-propre doit donc être contenu par certaines bornes, qui sont les barrières du Bon Sens. Hors de là, il n'est que sottise, et la plus haute vertu fait faillite.

Dans toute cité, la circulation, l'éclairage, la jouissance des jardins, etc., sont régis par des arrêtés municipaux. Les tranchées ont, de même, leurs règlements de police intérieure; mais chez nous, ils restent trop souvent lettre morte, et *c'est bien là une faute contre le bon sens.* Pour nos Poilus, les consignes de causer à voix basse, de ne pas laisser fumer les cheminées des abris, de ne pas giberner en vedettes sur les parapets, sont autant d'invites aux fraudeurs qui haussent les épaules aux observations. Et ces absurdes imprudences proviennent bel et bien d'une griserie, d'une ivresse d'amour-propre. Bel avantage lorsque les artilleurs ont repéré nos cagnas, lorsque l'ennemi, grâce à ses microphones, renseigné par les bavardages sur l'heure et le lieu d'un ravitaillement, le bombarde à point nommé !

Le Bon Sens ne fait pourtant pas défaut au Français, et même il a toujours passé pour une qualité maîtresse de notre Nation. Il sommeille seulement, comme tant d'autres vertus somnolaient dans le peuple avant la guerre, au point d'avoir fait croire notre dernière heure venue. Ne serait-il pas étrange que nos soldats, naturellement dotés des plus fécondes ressources, se laissent damer le pion par ces lourdauds de Teutons? Ceux-là ont la vanité qui se pare des plumes du paon, mais non l'amour-propre qui fait les héros. Quand ils voudront, nos hommes sauront obéir mieux que quiconque, car l'obéissance qui convient, dans une guerre comme celle-ci, n'est pas le passif et stupide automatisme de la brute, accoutumée à marcher aux coups de fouet; c'est l'intelligence de l'ordre à demi-mot, l'intuition de la pensée du chef tout entière, l'exécution claire, nette et précise. Nos troupiers auront encore une supériorité, car, si l'Allemand est passé maître dans l'espionnage, l'esprit des nôtres a une capacité d'assimilation remarquable, très rapide, qui nous garantit des observateurs d'élite, voyant vite et bien, tout et partout.

L'âme française est riche d'un fonds qui ne s'acquiert ni ne s'achète, du patrimoine des ancêtres, où elle puise un orgueil légitime sans vaine bouffissure. L'exaltation d'amour-propre qui la grise parfois est l'indice d'un énervement provoqué par le surmenage de la vie moderne, la surexcitation à jet continu. Déjà les exigences de l'heure actuelle l'ont assagie, et notre peuple, qui votait par et pour l'alcool, a accepté sa restriction, a confessé que l'alcool est un poison. Cet aveu, nous ne pourrons plus le démentir, car il nous a grandis, comme tant de souffrances noblement supportées, comme l'unanime enthousiasme autour du drapeau.

Au heurt de cette crise qui ébranle l'univers, le Tempérament Français s'est retrouvé et recouvre chaque jour l'équilibre de son système nerveux, fondement et garantie du bon sens, de la clarté d'esprit, de la maîtrise de soi. Par ces vertus régénérées, la France s'affirmera avec la supériorité d'âme qui convient à une Nation victorieuse. C'est là un splendide espoir, mais sa réalisation nécessite l'équilibre du Système Nerveux, c'est-à-dire l'harmonie de la santé générale, qui ne saurait s'obtenir sans un labeur logique et réfléchi, prémédité.

La Santé ne s'improvise pas; on n'invente pas les règles de la mécanique humaine; il faut un conseiller, un mentor, et, pour ce rôle, le bon sens ne semble-t-il pas désigner le Médecin?

CHAPITRE VII.

LE MAJOR ET LE TROUPIER.

Dans ses relations avec le Major, le Soldat se
dépeint tout entier, imbu d'amour-propre, imprégné d'antiques traditions qui se résument en un
mot d'ordre : « Défiance et Taquinerie », expression d'une antipathie préconçue qui repose uniquement sur des malentendus.

Le Major, aux yeux du troupier, est passible de
deux reproches : il est médecin, il est officier.
En tant que médecin, il est « empêcheur de danser
en rond », adversaire du vin et de la goutte; il est,
à l'infirmerie, le dispensateur de l'ipéca, des purges et des lavements; il est enfin l'ennemi qui, aux
lendemains de « cuite », ne vous « reconnaît pas »,
malgré « une langue en palissandre ». En tant
qu'officier, c'est un supérieur qui peut vous « saler d'un motif poivré ».

De cet état de choses il résulte que : 1° pour un
bon soldat, se faire porter malade est quasi un
déshonneur, il frémit à la seule pensée de la « consultation motivée »; 2° pour les fortes têtes, une
carotte tirée au docteur, c'est pain béni. Telles
sont les traditions immémoriales qui, en temps de
paix, ont force de lois à la caserne.

Avec la Guerre, le son de cloche devrait changer. Le médecin ne proscrit que l'abus, l'usage
immodéré ou intempestif du « pinard » et de la
« gnolle »; au poste de secours, on ne manie guère
les vomitifs et les lavements. Le Poilu, de son
côté, a mieux à attendre du Major que des com-

plaisances pour couper aux corvées; il sait qu'à tout instant une blessure peut l'atteindre et que son existence sera entre les mains du docteur, dépendra de sa science et de son dévouement. Le Major n'est donc nullement un adversaire, un « ennemi »; loin de là. Il a la valeur d'un officier spécialiste, « ange gardien » du régiment, ou, moins pompeusement, *gardien des vies et des santés*, qui connaît les moyens de détourner les épidémies, d'éviter les contagions, qui sait aussi les secrets pour apaiser la souffrance. Jamais la Santé et la Vie n'ont eu autant de prix qu'aujourd'hui : si on les prodigue sur le champ de bataille, il importe de les économiser d'autre part; les familles et la patrie en ont besoin.

La vraie fonction du Major et son vrai titre devraient être « *Conservateur des effectifs de l'Armée* », rôle modeste, mais essentiel, qui mérite d'être apprécié.

Si quelque major s'avisait, d'aventure, de s'en rapporter aux déclarations des gaillards inscrits au cahier de visite, en peu de jours il évacuerait son régiment entier; mais, vérification faite à l'arrière, les faux malades rejoindraient leur unité; et ce ne serait pas long, tandis que le docteur serait puni d'importance. Un médecin de bataillon n'est pas le libre arbitre des destinées de ses troupiers : il ne juge pas en dernier ressort et sans appel.

Le Major, en manquant à ses devoirs, serait aussi coupable qu'une sentinelle désertant son poste; et sa charge est lourde, car il est responsable, en cas d'erreur, devant ses chefs et sa conscience. Si les Boches ne tiennent aucun compte de leurs hommes, simple chair à canon, en France, le plus humble soldat est un « camarade », et plus d'un officier s'est fait tuer pour sauver un de ses gars, de même que nos gaillards ne laissent pas volontiers un cadavre aux mains des ennemis, quel qu'il soit, Chef ou Poilu de deuxième classe; c'est l'honneur de notre drapeau.

Malheureusement le médecin de bataillon s'use et perd son temps à éliminer : les « froussards », exceptionnels certes chez nous, loques pitoyables, malades imaginaires; les carottiers, plus nombreux, qui risquent gros à des incartades excusables en temps de paix; les « simples », qui ne mentent pas à proprement parler, mais croient nécessaire, sur la foi des traditions, de donner de légères entorses à la vérité, de forcer la note pour mieux convaincre le docteur de leurs maux, alors qu'ils vont à l'encontre et passent pour « monter le coup »; enfin les niais qui ne savent pas s'expliquer, qui demeurent ahuris, quand on ne comprend pas leur patois.

Les tire-au-flanc trouvent trop d'indulgence chez leurs camarades qui les ménagent par esprit de corps et par amour-propre, et qui sont, au fond, leurs dupes, héritant des corvées dont ces malins se dispensent, jusqu'au jour, qui ne tarde guère, où « leur truc » est démasqué. Les Poilus auraient intérêt à se rendre compte qu'ils subissent un considérable préjudice, du fait de ces mauvaises têtes, qui perpétuent les malentendus entre le Troupier et le Major. Obligé de rester en garde, prêt à la parade, sur une attitude défensive, de défiance, le médecin fait l'adjudant malgré lui.

Le « bon sens » suffit pour reconnaître que le véritable ennemi de tous, des Poilus, de leurs familles, du pays, est ce troupeau de « fumistes », responsables de certaines confusions fatales, à la faveur desquelles un vrai malade peut passer inaperçu.

Le Major est l'ami né du Troupier, son conseiller, son protecteur tout désigné. Au lieu de faire de la médecine vétérinaire à coups de comprimés, il ne demande qu'à être un guide accessible, sûr de son monde, confiant en la loyauté de ses hommes. Il les encourage déjà par avance; car jamais on ne refuse vingt-quatre heures d' « exempt de service » au bon sujet qui, honnêtement, carrément, se déclare fatigué.

Le jour où aura pénétré dans tous les rangs de l'armée cette conviction que le médecin n'est pas un soigneur de malades, un scribe qui prescrit des drogues et signe des paperasses, mais un conservateur des effectifs, entreteneur des forces vives des régiments, le moniteur qui dresse des gaillards sains et robustes, ce jour-là, le Major aura acquis tout le prestige qui lui est dû, comme à un membre précieux de l'élite des officiers. Son autorité ne sera pas discutée, et nul ne lui marchandera le seul titre qu'il ambitionne : « Ami du soldat »; le Soldat, lui-même, se fera avec joie le collaborateur de ce guide amical, pour le plus grand bien des Français et de la France.

Dʳ Henri CHATINIÈRE,
354ᵉ d'infanterie.

Aux tranchées de Souain, janvier-avril 1916.

LE NÉCESSAIRE DU POILU.

Liste d'accessoires utiles facultatifs.

La charge du Poilu est assez lourde sans l'encombrer d'objets superflus. Chacun connaît ses besoins personnels, mais la mémoire fait parfois défaut à la dernière minute. Or, en Campagne, on peut dire que « comme on a fait son sac, on est approvisionné ». Une liste « pense-bête » est donc susceptible de rendre des services :

Charge Réglementaire :

2 Chemises, 2 Caleçons de rechange.
Mouchoirs (facultatif).
Ceinture de flanelle (rechange).
Vivres de réserve : 12 biscuits, 2 boîtes de Singe, 2 paquets de potage, 1 sachet sucre et café, qu'il est interdit d'entamer sans ordre au Rapport.

Cartouches : en nombre variable, suivant les circonstances.

1/2 boule de Pain : au départ, en général, une boule de pain est distribuée pour 2 hommes.

1 paire Souliers de repos : que les hommes touchent toujours, mais dont trop souvent ils font fi, et se débarrassent en route, quitte à la regretter amèrement.

Couvertures, toiles de tente.

Ustensiles de campement, et outils, que les hommes se partagent à leur gré dans les escouades.
Bidon ou bidons.

Charge Facultative :

Linge de corps : gilet de dessous, tricot, chandail, etc..., suivant la saison et suivant les goûts. Se méfier que les nuits sont fraîches, et les blanchisseuses... rares ! !
chaussettes, ou bandes de toile usagée ;
vieux mouchoirs, ou linges de toile.

Objets de toilette : peigne, brosse, brosse à dents : qu'il ne faut jamais prêter aux camarades.
savon (de Marseille) ;
hygiène des pieds : poudre de talc, permanganate de potasse (en paquets de 1 gramme).
lacets de souliers, et semelle de paille (rechange) ;
vaseline en tube (pour chaussures).

Mercerie et papeterie : nécessaire de couture : fil, aiguilles, boutons ; épingles de sûreté, épingles ; crayons, encre, papier, enveloppes.

Protège-vermine : à titre préservatif, camphre, salicylate de méthyle ;
à titre curatif, huile camphrée.

Protège-épidémies : tube de pommade au goménol, résorcine,...

En-cas alimentaire : casse-croûte varié : chocolat, saucisson.
alcool de menthe, thé.
bidon de vin, bidon d'eau.

Divers : journaux.
ficelle, bougie.
réchaud à alcool (presque du luxe ; cependant un par escouade serait souvent fort utile).

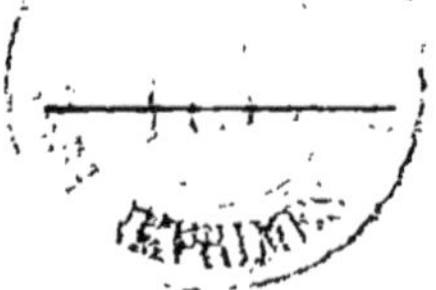

TABLE DES MATIÈRES

CHAPITRE II.

Les Maladies.

CHAPITRE III.

Accidents et Petits Soins d'Urgence.

CHAPITRE IV.

Les Blessés.

CHAPITRE V.

Trois talents utiles aux Poilus.

CHAPITRE VI.

Esquisse du Caractère du Poilu.

CHAPITRE VII.

Le Major et le Troupier.

ANNEXE.

Le Nécessaire du Poilu.

Paris et Limoges. — Imp. et lib. militaires Charles-Lavauzelle.